DIABETISCHE DIÄT NACH 50

von

DR. JOYCE OSWALT

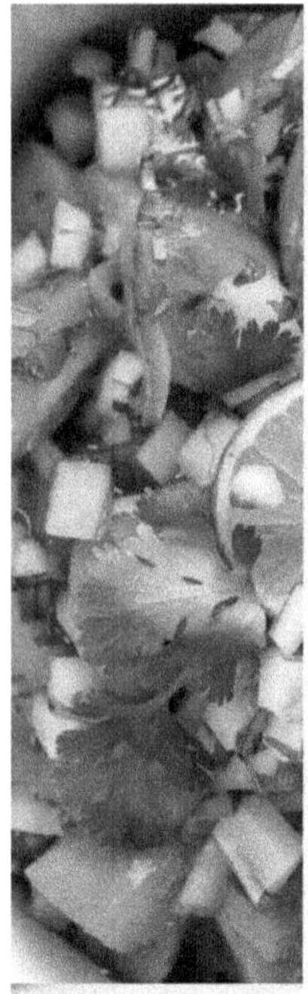

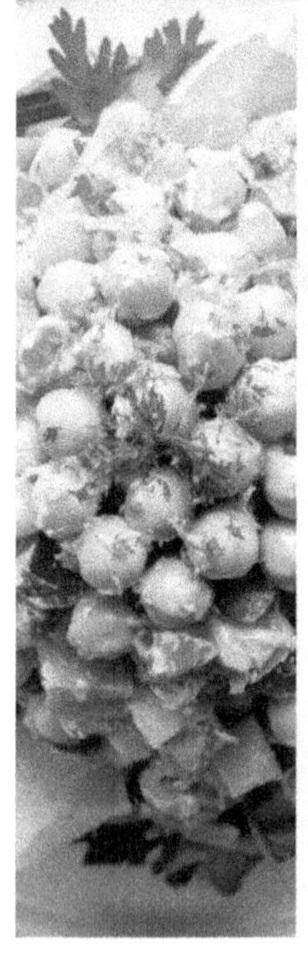

Haftungsausschluss

Die Rezepte, Empfehlungen und Ratschläge in diesem Kochbuch dienen ausschließlich Lehr- und Bildungszwecken. Obwohl alle Anstrengungen unternommen wurden, um sicherzustellen, dass die Rezepte genau und sicher sind, haften Autor und Herausgeber nicht für Fehler oder Auslassungen oder für Folgen, die sich aus der Zubereitung, dem Verzehr oder der Handhabung der beschriebenen Lebensmittel ergeben.

Bitte beachten Sie eventuelle Allergien oder diätetische Einschränkungen und passen Sie die Zutaten entsprechend an. Um durch Lebensmittel übertragene Infektionen zu vermeiden, behandeln und kochen Sie Lebensmittel immer richtig.

Autor und Herausgeber haften nicht für Schäden, Unfälle oder unangenehme Reaktionen, die sich aus der Befolgung der Rezepte oder der Verwendung der in diesem Buch aufgeführten Geräte und Waren ergeben können.

Ngeni meinisin mi fiti ei sai ngeni mongo,

*Wir sind unendlich dankbar für jeden Moment, den Sie mit Kochen
verbringen, für jedes Gericht, das Sie zubereiten, und für all die Freude,
die es Ihnen bereitet. Ihre Begeisterung motiviert uns, neue kulinarische
Köstlichkeiten zu kreieren, und wir sind stolz, Teil Ihrer Küchenabenteuer
zu sein.*

*Auf viele weitere leckere Mahlzeiten, die wir gemeinsam genießen. Danke,
dass Sie ein geschätztes Mitglied unserer Kochbuchfamilie geworden sind.*

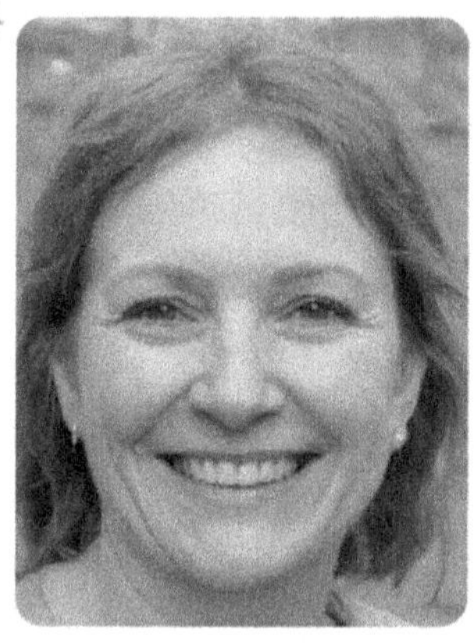

Lernen Sie Dr. Joyce Oswalt kennen, eine erfahrene Ärztin und leidenschaftliche Ernährungsberaterin aus Florida, USA. Mit einem Herzen so warm wie die Sonne und einem tiefen Engagement für die Genesung hat Dr. Oswalt ihre Karriere der Aufgabe gewidmet, anderen zu helfen, durch die transformierende Kraft der Ernährung optimale Gesundheit und Wohlbefinden zu erreichen. Dr. Oswalt hegte seit ihrer Kindheit eine tiefe Neugier auf die komplexe Beziehung zwischen Ernährung und Wohlbefinden, und ihre Liebe wurde nur noch größer, als sie mit dem Medizinstudium begann.

Mit ihrem großen Wissensschatz und ihrer liebevollen Art machte sie sich daran, die Lücke zwischen traditioneller Medizin und ganzheitlicher Ernährung zu schließen, und erkannte, dass wahre Genesung Geist, Körper und Seele umfasst.

Im Laufe ihrer Karriere hat Dr. Oswalt das Leben unzähliger Menschen beeinflusst und ihnen zu mehr Vitalität, Belastbarkeit und Glück verholfen. Sie begegnet jedem Patienten mit Empathie, Verständnis und einem starken Engagement für eine individuelle Betreuung.

Dr. Oswalt ist auch außerhalb ihrer Praxis eine leidenschaftliche Verfechterin der Gesundheitserziehung und schärft das Bewusstsein für die Rolle der Ernährung in der Ernährung und der Vorbeugung und Behandlung chronischer Krankheiten.

Durch ihre schriftstellerischen Arbeiten, Vorträge und gemeinnützigen Projekte klärt und motiviert sie weiterhin andere, die Kontrolle über ihre Gesundheit zu übernehmen und einen Wellness-Lebensstil anzunehmen.

Dr. Joyce Oswalt macht weiterhin einen echten Unterschied im Leben anderer und bleibt ein Leuchtfeuer der Hoffnung, Genesung und des Mitgefühls in der sich ständig verändernden Welt der modernen Gesundheitsfürsorge.

INHALTSVERZEICHNIS

EINFÜHRUNG..11

KAPITEL EINS: 15

VERSTEHEN SIE DIE DIKATION UND ERNÄHRUNG NACH 50.. 15

Schlüssel Nährstoffe für Diabetiker Gesundheit...................... 15

Das Bedeutung von Blut Zuckermanagement 18

Portionskontrolle und Servieren Größen für Optimaler Blutzucker 21

14 -TÄGIGER BEISPIEL-ERNÄHRUNGSPLAN FÜR DIABETIKER.. 25

KAPITEL ZWEI: 31

FRÜHSTÜCK, UM DEN TAG RICHTIG ZU BEGINNEN 31

1. Frühstücksschüssel mit Avocado und Ei 31

2. Chia Pudding mit Beeren.. 33

3. Griechischer Joghurt mit Leinsamen und Mandeln.... 36

4. Haferflocken mit Zimt und Walnüssen...................... 37

5. Vegetarisch Omelett mit Vollkorn Getreidetoast 39

6. Ferienhaus Käse mit Gurken und Cherrytomaten 42

7. Glatt mit Streusel , Beeren und Mandelbutter 43

8.   Ei und Vegetarisch Muffins 45

9.   Mandelmehl Pfannkuchen 48

10.   Türkei Wurst und Avocado Frühstück Wrap 50

11.   Zucchini-Nudeln mit Verschlüsselt Eier 52

12.   Quinoa-Frühstücksbowl mit Nüssen und Beeren 54

13.   Lachs und Frischkäse Gurke Schüssel 56

14.   Erdnussbutter und Selleriestangen 58

KAPITEL DREI: 61

SÜCHTIGE MITTAGSREZEPTE 61

15.   Quinoa und Geröstet Gemüseschüssel 61

16.   Gegrillter Hähnchensalat mit Avocado und Olivenöl - Dressing 63

17.   Puten -Salat- Wraps 65

18.   Lachs und Spargel mit Zitronen-Dijon- Dressing 67

19.   Linsen und Gemüsesuppe 69

20.   Huhn und Gemüse Pfannengerichte 72

21.   Thunfischsalat mit gemischtem Blattgemüse 74

22.   Aubergine und Kichererbseneintopf 76

23.   Blumenkohl Reis und gegrillte Garnelen 79

24.   Gebackener Kabeljau mit Geröstet Brüssel Sprossen 82

25. Gegrillter Putenburger mit Avocado 84

26. Kohl und Hackfleisch Gebratenes Rindfleisch 87

27. Kichererbsen - Spinat-Curry 89

28. Streusel und Feta Ausgestopft Pfeffer 92

KAPITEL VIER: 95

GESCHMACKVOLLE ABENDESSEN-IDEEN 95

29. Gegrilltes Schweinefilet mit grünen Bohnen und Zerdrückt Blumenkohl 95

30. Low Carb Auberginenparmesan 98

31. Gegrilltes Hähnchen mit Zitronen - Kräutern Geröstet Brüssel Sprossen 100

32. Rindfleisch und Gemüsepfanne 103

33. Gebackener Tilapia mit Spinat und Pilze 106

34. Gegrillte Garnelen- Tacos mit Avocado Salsa 108

35. Huhn und Gemüsespieße 111

36. Spaghetti Südasien mit Puten- Bolognese 113

37. Gebacken Lachs mit geröstetem Süßkartoffelpüree Kartoffeln und Brokkoli 116

38. Gegrilltes Hähnchen mit Quinoa und Gedämpft Spargel 119

39. Gefüllte Paprika mit Boden Türkei und Blumenkohlreis 122

40. Putenfleischbällchen mit Zucchini- Nudeln 125

41. Zucchini - Nudeln mit Garnelen und Knoblauchbutter 128

42. Blumenkohl Kruste Pizza mit Gemüse und Hähnchen 131

KAPITEL FÜNF: 135

SAVORY SNACKS RECIPES 135

43. Apfel Scheiben mit Mandelbutter 135

44. Griechisch Joghurt mit Walnüsse und Zimt 136

45. Gurke und Hummus Bisse 138

46. Hartgekochte Eier mit Avocado 139

47. Geröstete Kichererbsen 141

48. Karotte und Gurke Sticks mit Guacamole 143

49. Käse und Truthahn-Roll-Ups 145

50. Chia Samen Pudding mit Beeren 147

51. Edamame mit Meersalz 149

52. Hüttenkäse mit Gurke und Kirschtomaten 150

53. Mandeln und Beeren 152

54.   Kürbiskerne und dunkle Schokolade 153

55.   Geschnittene Paprika mit Guacamole 154

56.   Zucchini -Chips 156

Tipps für bewusstes Essen und die Kontrolle von Heißhunger
.... 158

ABSCHLUSS 163

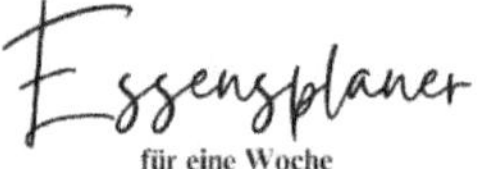

Essensplaner
für eine Woche

Datum ______________________

	FRÜHSTÜCK	MITTAGESSEN	ABENDESSEN	SNACK
MONTAG				
DIENSTAG				
MITTWOCH				
DONNERSTAG				
FREITAG				
SAMSTAG				
SONNTAG				

Einkaufsliste

EINFÜHRUNG

A wir Alter , unser Körper unterziehen Wesentliche Änderungen, die sich auswirken können unsere Gesundheit und Wohlbefinden. Für Einzelpersonen Leben Bei Diabetes sind diese Veränderungen kann sein insbesondere herausfordernd . Nach die Alter von 50, die Risiko von Entwicklung Komplikationen durch Diabetes nimmt zu, wodurch es wesentlich zu Nehmen Sie eine gut kontrollierte Diät an und Lebensstil .

" Diabetiker Diät nach 50" ist Entwickelt , um Einzelpersonen Leben mit Diabetes die Kontrolle über ihre Gesundheit zu übernehmen durch informiert Essen Entscheidungen . Dies Kochbuch bietet einen umfassenden Leitfaden für die Arten von Lebensmitteln, die für Diabetiker von Vorteil sind über 50, hilft bei der Regulierung des Blutzuckerspiegels , fördert die allgemeine Gesundheit und reduzieren die Risiko von Komplikationen.

Dies Buch erkennt an, dass jedermanns Ernährungsphysiologie braucht und Gesundheit Ziele sind einzigartig . Das Rezepte und Anleitungen innerhalb diese Seiten finden Sie zu vielfältig Geschmack , Diät Voraussetzungen und Lebensstil Überlegungen . Unser Ziel ist um den Prozess zu vereinfachen gesunde Ernährung , Es ist zugänglich, angenehm und nachhaltig .

Wichtige Prinzipien

- **Ausgewogene Ernährung:** Konzentration auf ganze, unverarbeitete Lebensmittel , darunter Gemüse, Obst , Vollkorn , mageres Eiweiß und gesunde Fette.

- **Blutzuckerkontrolle :** Auswählen Lebensmittel mit einem niedrigen Glykämieindex zur Regulierung des Blutzuckerspiegels effektiv .

- **Portion Verwaltung :** Bereitstellung Anleitung nach Portionsgrößen zu eine gesunde Gewicht und Unterstützung insgesamt Diabetes Verwaltung .

- **Hydratation :** Betonung der Bedeutung von angemessen Wasser Aufnahme und feuchtigkeitsspendende Getränke.

- **Bewusstes Essen :** Förderung eines bewussten Umgangs mit den Mahlzeiten , Genießen Aromen und Erkennen von Hungersignalen.

" Diabetiker „ Diät nach 50" bietet :

- Köstlich Rezepte : Einfach anzuwenden , diabetesfreundlich Rezepte maßgeschneidert zu verschiedene Geschmack und Kochen Fähigkeiten .

- Ernährungseinblicke : Klar Erläuterungen von die Schlüssel Nährstoffe für Diabetiker Gesundheit , die Bedeutung von Blut Zuckermanagement , Portionskontrolle und Servieren Größen für optimaler Blutzucker .

- Tipps für bewusstes Essen und die Kontrolle von Heißhunger

Von Annahme die Die in diesem Kochbuch beschriebenen Prinzipien Mit Diabetes über 50 können :

- Verbessern Sie Ihre Blutzuckerkontrolle und Ihre allgemeine Gesundheit .
- Reduzieren Sie das Risiko von diabetesbedingten Komplikationen .
- Verbessern Sie die Lebensqualität durch Information Diät Auswahlmöglichkeiten .

Mitmachen uns An das kulinarisch Reise zu gesünder Leben . Entdecken Sie wie köstlich und die Stärkung der Behandlung von Diabetes durch Ernährung kann sein .

ANMERKUNGEN

____

____

____

____

____

____

KAPITEL EINS

VERSTEHEN SIE DIE DIKATION UND ERNÄHRUNG NACH 50

Schlüssel Nährstoffe für Diabetiker Gesundheit

Schlüsselnährstoffe spielen eine entscheidende Rolle bei der Behandlung von Diabetes und Förderung allgemeine Gesundheit. Hier sind wichtige Nährstoffe für Diabetiker Gesundheit :

1. **Makronährstoffe**

- **Komplexe Kohlenhydrate:** Vollkornprodukte , Obst und Gemüse liefert Ballaststoffe , Vitamine und Mineralien, reguliert Blutzuckerspiegel .

- **Protein:** Magere Quellen wie Geflügel, Fisch und Hülsenfrüchte unterstützen Sättigung , Muskelgesundheit und Insulin Empfindlichkeit .

- **Gesunde Fette :** Avocados , Nüsse , Samen und lebendig Öl Unterstützung Herz Gesundheit und den Hunger stillen .

2. **Mikronährstoffe**

- **Ballaststoffe :** 25–30 Gramm/Tag; hilft bei der Regulierung des Blutzuckers , fördert das Sättigungsgefühl und unterstützt die Verdauungsgesundheit .

- **Vitamin D:** Essenziell für Insulinempfindlichkeit , Knochengesundheit und Immunsystem Funktion .

- **Magnesium** : Unterstützt Insulinfunktion , Nervengesundheit und Blutdruckregulierung .

- **Chrom** : Verbessert die Insulinempfindlichkeit und den Glukosestoffwechsel .

- **Omega-3- Fettsäuren Säuren** : Unterstützt die Herzgesundheit , Entzündungen Ermäßigung und Gehirnfunktion .

- **Antioxidantien (Vitamine C und E):** Schützt gegen oxidativ Stress , Entzündung und Zellschäden .

- **Kalium** : Hilft regulieren Blut Druck , fördert Knochengesundheit und unterstützt die Muskelfunktion.

3. Phytochemikalien

- **Polyphenole** : Kommt in Beeren, grünem Tee und dunkel Schokolade ; unterstützt das Herz Gesundheit und Antioxidans Funktionen .

- **Flavonoide:** In Zitrusfrüchten , Apfelessig und Zwiebeln ; Verbessert die Insulinsensitivität und wirkt antioxidativ Aktivität .

- **Carotinoide** : In Blattgemüse , Paprika rühmen und Tomaten; schützt das Sehvermögen und die Immunfunktion und Haut Gesundheit .

Hydratation

- **Wasser:** 8–10 Gläser/Tag; wichtig für die Blutzuckerregulierung , die Verdauung und die allgemeine Gesundheit.
- **Ungesüßt Getränke :** Selters Wasser , ungesüßter Tee und schwarz Kaffee unterstützt die Hydratation ohne hinzugefügt Zucker .

Hervorzuhebende Lebensmittel

- **Blattgemüse :** Spinat , Grünkohl und Grünkohl .
- **Beeren :** Blaubeeren , Erdbeeren und Himbeeren .
- **Fett Fisch :** Lachs, Thunfisch und Makrele.
- **Hülsenfrüchte** : Linsen , Kichererbsen und schwarze Bohnen.
- **Vollkorn:** Braun Reis , Weizenmehl und Vollkornbrot.
- **Nüsse und Samen :** Mandeln , Chia Samen und Leinsamen.
- **Avocados :** Reich an gesunden Fette , Ballaststoffe und Antioxidantien.

Zu begrenzende Lebensmittel

- **Hinzugefügt Zucker :** Zuckerhaltige Getränke , Backwaren und Süßigkeiten .
- **Gesättigt und Transfette :** Verarbeitetes Fleisch, Vollfett Molkerei und gebraten Lebensmittel .

- **Raffiniert Kohlenhydrate** : Weißbrot , zuckerhaltiges Getreide und verarbeitete Snacks.
- **Hoher Natriumgehalt Lebensmittel** : Verarbeitete und konservierte Waren.

Das Bedeutung von Blut Zuckermanagement

Effektives Blutzuckermanagement ist entscheidend für Einzelpersonen mit Diabetes, um Komplikationen vorzubeugen , die Qualität aufrechtzuerhalten des Lebens und reduzieren Krankheitsverlauf .

Warum Blutzucker verwalten ?

1. **Verhindert Komplikationen** : Hoch Blut Zucker Ebenen Zunahme die Herzrisiko Krankheit , Schlaganfall , Nierenschäden , Nerven Schäden , Sehverlust und Fußgeschwüre .

2. **Verzögerungen Krankheit Fortschritt** : Eng Blut Die Zuckerkontrolle verlangsamt sich Fortschreiten des Diabetes , Verringerung Medikamente braucht und Verbesserung Insulin Empfindlichkeit .

3. **Verbessert die Qualität des Lebens:** Stabil Blut Zucker Ebenen steigern die Energie , verbessern sich Stimmung und unterstützt das allgemeine Wohlbefinden.

4. **Reduziert das Risiko von Hypoglykämie :** Den Blutzucker ausgleichen minimiert das Risiko von gefährlich Unterzuckerungsepisoden .

Wichtige Strategien zur Blutzuckerkontrolle

- **Überwachung:** Regelmäßig Spur Blutzuckerspiegel , insbesondere vor und nach Mahlzeiten , um verstehen , wie Lebensmittel und Aktivitätseinflussniveaus .

- **Medikamenteneinnahmetreue** : Nehmen Sie vorgeschrieben Medikamente als geleitet , beratend Ihr Gesundheitsdienstleister Über Anpassungen .

- **Ausgewogene Ernährung:** Konzentrieren Sie sich auf vollwertige , unverarbeitete Lebensmittel wie Gemüse, Obst, Vollwertkost Getreide , mager Proteine und gesund Fette .

- **Körperliche Aktivität:** Engagieren in bei mindestens 150 Minuten von aerobem Training mittlerer Intensität Übung oder 75 Minuten von Aerobic - Übungen mit hoher Intensität per Woche .

- **Stressmanagement :** Üben Sie **Stressabbau** Techniken wie Meditation, Yoga oder Übungen zur tieferen Atmung .

- **Flüssigkeitszufuhr :** Trinken den ganzen Tag über reichlich Wasser .

- **Schläfer :** Streben Sie 7–8 Stunden ununterbrochenen Schlaf pro Nacht an .

Blutzuckerziele

- Fasten Blutzucker : 80–130 mg/dL.

- Vorher Mahlzeiten : 70–130 mg/dL.

- 1-2 Stunden Nach den Mahlzeiten: Weniger als 180 mg/dL.

- Hämoglobin A1c (HbA1c): Weniger als 7 % bei den meisten Erwachsenen .

Zusammenarbeit mit Gesundheitsdienstleistern

- **Regulär Kontrolluntersuchungen** : Planen Sie vierteljährliche oder halbjährliche Besuche ein , um die Fortschritte zu überwachen und Behandlungspläne anpassen .

- **Persönliche Beratung** : Zusammenarbeiten maßgeschneiderte Strategien zu entwickeln Lebensstil, Medikamente und neu auftretende Herausforderungen ansprechen .

- **Weiterbildung :** Aufenthalt aktualisiert An das neueste Management Techniken , Technologien und Forschungsdurchbrüche .

Portionskontrolle und Servieren Größen für Optimaler Blutzucker

Portion Kontrolle und genau Servieren Größen sind wichtig für die Verwaltung Blut Zucker Ebenen , Aufrechterhaltung eines gesunden Gewichts und Vorbeugung von Diabetes Komplikationen .

Portionsgrößen verstehen

- Standardportion Größen : Machen Sie sich vertraut mit Portionsgrößen von das USDA oder Plattenmethode für Diabetiker .

- Messen und Wiegen: Verwenden Sie Messbecher und eine Verkauf für Sicherheit .

- Visuell Hinweise : Vergleichen Sie die Teile mit Alltagsgegenständen (z. B. einem Deck von Karten für Protein).

- Essen Bewusst : Bezahlen Achtung zu Hunger und Fülle-Hinweise.

Kohlenhydrate Portion Kontrolle

- Getreide: 1 Scheibe Vollkornbrot , 1/2 Tasse gekocht braun Reis oder 1/2 Tasse gekochte Gurken .

- Obst : 1 mittelgroße Frucht (z . B. Apfel, Banane), 1/2 Tasse frisch, gefroren oder aus der Dose.

- Gemüse: 1 Tasse roh, 1/2 Tasse gekocht.

- Hülsenfrüchte : 1/2 Tasse gekochte Linsen , Kichererbsen oder schwarze Bohnen .

Kontrolle der Proteinportionen

- Schlank Fleisch : 3-4 Unzen gekocht (etwa die Größe eines Kartenspiels) .
- Fisch : 3–4 Unzen gekocht.
- Hülsenfrüchte : 1/2 Tasse gekocht .
- Milchprodukte: 1 Tasse Milch , 6 Unzen Joghurt.

Fett Portionskontrolle

- Nüsse und Samen : 1 Unze (ungefähr 1/4 Tasse).
- Avocado: 1/2 Avocado .
- Gesunde Öle: 1 Teelöffel .

Kontrolle der Snackportionen

- Frisch Früchte : 1 mittelgroß Obst .
- Roh Gemüse : 1 Tasse.
- Fettarme Milchprodukte: 6 Unzen Joghurt .
- Vollkorncracker : 1 Unze (ca. 5–6 Cracker).

Tipps für eine effektive Portionskontrolle

i. planen : Erstellen Sie eine wöchentliche Mahlzeit Plan .

ii. Geschäft Smart : Kaufen Sie portionierte Verpackungen .

iii. Kochen Sie zu Hause: Kontrollieren Sie Zutaten und Portionen .

iv. Vermeiden Überessen : Essen Sie langsam und bewusst .

v. Monitor Fortschritt : Track Nahrungsaufnahme und Blutzuckerspiegel .

WIE HOCH IST IHRE TÄGLICHE AUFNAHME?

MONTAG____

____

____

____

____

DIENSTAG_______________________________________

____

____

____

____

MITTWOCH_______________________________________

____

____

____

DONNERSTAG_____________________________________

FREITAG

SAMSTAG

SONNTAG

14 -TÄGIGER BEISPIEL-ERNÄHRUNGSPLAN FÜR DIABETIKER

Tag 1

Frühstück: Avocado und Frühstücksschüssel mit Ei

Mittagessen : Gegrillter Hühnersalat mit Avocado- und Olivenöl-Dressing

Abendessen : Lachs und Spargel mit Zitrone Dijon Anziehen

Snack : Apfelscheiben mit Mandelbutter

Tag 2

Frühstück : Chia -Pudding mit Beeren

Mittagessen : Truthahn- Salat- Wrap

Abendessen : Gebacken Kabeljau mit geröstetem Rosenkohl

Snack: Griechischer Joghurt mit Walnüsse und Zimt

Tag 3

Frühstück : Griechischer Joghurt mit Leinsamen und Mandeln

Mittagessen: Quinoa und Geröstet Gemüseschüssel

Abendessen : Aubergine Parmesan (Low Carb)

Snack: Paprikascheiben mit Guacamole

Tag 4

Frühstück : Haferflocken mit Zimt und Walnüssen

Mittagessen : Hühnchen und Gemüsepfanne

Abendessen: Gegrillt Türkei Burger mit Avocado

Snack : Cottage Käse mit Gurke und Kirschtomaten

Tag 5

Frühstück : Vegetarisches Omelett mit Vollkorntoast

Mittagessen : Thunfisch Salat mit gemischtem Blattgemüse

Abendessen: Hühnchen- und Gemüsespieße

Snack: Geröstet Kichererbsen

Tag 6

Frühstück: Smoothie mit Spinat , Beeren und Mandelbutter

Mittagessen : Aubergine und Kichererbseneintopf

Abendessen : Blumenkohl Reis und Gegrillt Garnelen

Snack : Edamame mit Meer Salz

Tag 7

Ei- und Gemüsemuffins

Mittagessen: Gegrillt Schweinefleisch Filet mit Grüne Bohnen und Blumenkohlpüree

Abendessen : Gegrillt Hähnchen mit Quinoa und gedünstetem Spargel

Snack : Käse und Truthahn -Roll- Ups

Tag 8

Frühstück : Mandel Mehl Pfannkuchen

Mittagessen : Linsen und Gemüse Suppe

Abendessen : Gebacken Tilaria mit Garnelen und Pilze

Snack : Karotte und Gurke Stöcke mit Guacamole

Tag 9

Frühstück : Putenwurst und Avocado - Frühstückswrap

Mittagessen : Spaghetti Frieden mit der Türkei Bolognese

Abendessen: Gebackener Lachs mit gerösteten Süßkartoffeln und Brokkoli

Snack: Chia Samen Pudding mit Beeren

Tag 10

Frühstück: Zucchini -Nudeln mit Rührei

Mittagessen: Gefüllt Pfeffer mit Putenhack und Blumenkohl Reis

Abendessen : Gegrillt Shrimps -Tacos mit Avocado Salsa

Snack : Hartgekochte Eier mit Avocado

Tag 11

Frühstück: Quinoa Frühstücksschüssel mit Nüssen und Beeren

Mittagessen : Huhn und Gemüse Pfannengerichte

Abendessen : Gegrillt Schweinefleisch Filet mit grünen Bohnen und Blumenkohlpüree

Snack : Hüttenkäse mit Gurke und Kirschtomaten

Tag 12

Frühstück: Lachs und Frischkäse -Gurke Schüssel

Mittagessen: Quinoa und Geröstet Vegetarisch Schüssel

Abendessen: Gegrillt Türkei Burger mit Avocado

Snack : Kürbis Samen und dunkle Schokolade

Tag 13

Frühstück: Paprikascheiben Pfeffer mit Guacamole

Mittagessen : Hühnchen und Gemüsespieße

Abendessen: Rindfleisch und Gemüse Umrühren Frú

Snack : Griechischer Joghurt mit Walnüsse und Zimt

Tag 14

Frühstück : Mandel Mehl Pfannkuchen

Mittagessen: Aubergine und Hühnchen Eintopf

Abendessen : Gegrilltes Hähnchen mit Zitronen- Kräutern und geröstetem Rosenkohl

Snack: Zucchini -Chips

Essensplaner
für eine Woche

Datum ___________________

	FRÜHSTÜCK	MITTAGESSEN	ABENDESSEN	SNACK
MONTAG				
DIENSTAG				
MITTWOCH				
DONNERSTAG				
FREITAG				
SAMSTAG				
SONNTAG				

Einkaufsliste

___________ ___________ ___________

___________ ___________ ___________

___________ ___________ ___________

___________ ___________ ___________

___________ ___________ ___________

___________ ___________ ___________

Essensplaner
für eine Woche

Datum ______________________

	FRÜHSTÜCK	MITTAGESSEN	ABENDESSEN	SNACK
MONTAG				
DIENSTAG				
MITTWOCH				
DONNERSTAG				
FREITAG				
SAMSTAG				
SONNTAG				

Einkaufsliste

1. *Frühstücksschüssel mit Avocado und Ei*

Vorbereitung Dauer : 10 Minuten

Koch Dauer : 10 Minuten

Gesamt Dauer : 20 Minuten

Portionen: 1

Zutaten

- 1/2 reife Avocado, gewürfelt
- 1 großes Ei
- 1/2 Tasse Babyspinat , ungefähr gehopst
- 1/4 Tasse Kirschtomaten , halbiert
- 1/4 Tasse Gurke , gewürfelt
- 1 Esslöffel Fetakäse , zerbröckelt (optional für zusätzlichen Geschmack)
- 1/2 Teelöffel Olivenöl
- 1 Esslöffel frischer Zitronensaft
- Salz , nach Geschmack
- Schwarzer Pfeffer, nach Geschmack

- Frische Kräuter wie Petersilie oder silantro zum Garnieren

Zubereitungsanleitung

i. Stellen Sie eine kleine Bratpfanne auf mittlere Hitze . Fügen Sie ein Licht hinzu Beschichtung Olivenöl , wenn nötig , dann knacken die Ei hinein die Pfanne . Kochen , bis das Eiweiß aber die Eigelb noch leicht flüssig ist , ca. 4-5 Minuten. Mit einer Prise Salz und Pfeffer würzen . Alternativ kochen die Ei bis zum Die Milch ist vollständig eingekocht wenn Sie bevorzugen.

ii. Während das Ei ist Kochen , Bereiten Sie Ihr Frühstück vor Schüssel . Platz der Babyspinat in einer Portion Schüssel und Mit gewürfelter Avocado, Kirschtomaten , Gurke und Fetakäse belegen , wenn verwenden .

iii. In einer kleinen Schüssel verquirlen die lebendig Öl und frischer Zitronensaft . Beträufeln Sie die Avocado und die Gemüsezutaten mit dieser Mischung , um Geschmack ohne zusätzliche Kalorien hinzuzufügen .

iv. Einmal die Das Ei ist fertig, vorsichtig Legen Sie es auf oben auf dem Gemüse in die Schüssel . Mit frisch gehopst Kräuter wie Petersilie oder silantro für hinzugefügt Farbe und Geschmack .

v. Würzen Sie die Schüssel mit einer letzten Prise Salz und schwarzem Pfeffer, je nach Wunsch. Mischen Sie die

Zutaten leicht vor dem Essen ein Gleichgewicht genießen von cremig Avocado , herzhaftes Ei und frisches Gemüse in jedem Bissen .

Nährwertangaben (ungefähr)

Kalorien : 230

Kohlenhydrate : 9 g

Ballaststoffe: 5 g

Protein : 9 g

Fett: 18g

Gesättigte Fettsäuren: 4 g

Natrium : 220 mg

2. *Chia Pudding mit Beeren*

Vorbereitung Zeit : 5 Minuten (plus 4 Stunden). oder (Nachtkühlzeit)

Gesamtzeit : 5 Minuten (+ Chillen) Zeit)

Portionen : 2

Zutaten

- 1/4 Tasse chia Samen

- 1 Tasse ungesüßte Mandelmilch (oder eine andere zuckerarme Milchalternative)
- 1/2 Teelöffel Vanilleextrakt
- 1/2 Teelöffel Zimt (optional, für zusätzlichen Geschmack)
- 1/2 Tasse gemischt frische Beeren (wie Erdbeeren , Blaubeeren, Himbeeren)
- 1 Esslöffel gehackte Nüsse (z.B. Mandeln oder Walnüsse) zum Garnieren
- Stavia oder Mönchsfruchtsüßstoff , nach Geschmack (optional)

Zubereitungsanleitung

i. In einem Medium Schüssel , Schneebesen zusammen die Chiasamen , Mandeln Milch , Vanilleextrakt und ggf. Zimt verwenden . Geschmack die Mischung und fügen Sie ein wenig Stevia oder Mönch Obst Süßstoff, wenn Sie Bevorzugen Sie einen Hauch von Süße .

ii. Cover die Schüssel und mindestens 4 Stunden oder idealerweise über Nacht in den Kühlschrank stellen , damit die Chiasamen die Flüssigkeit aufnehmen und eine puddingartige Konsistenz bilden können . Rühren Sie die Mischung einmal um oder zweimal während der ersten Stunde um sicherzustellen, dass die Samen gleichmäßig verteilt sind verteilt .

iii. Wann servierfertig , waschen und Die Beeren trockentupfen
. Größere Stücke in Scheiben schneiden Beeren , wie
Erdbeeren , wenn erwünscht .

iv. Einmal die chia Pudding hat verdickt , gib ihm ein Finale
rühren und teilen es in zwei Servierschüsseln oder Gläser .
Jede Portion mit die gemischte Beeren und eine Prise
gehopst Nüsse für zusätzliche Knusprigkeit und Nährstoffe.

v. Den Pudding kalt servieren und Genießen Sie ein
erfrischendes , ballaststoffreiches Getränk eine sanfte
Behandlung An Blut Zucker .

Nährwertangaben (ungefähr)

Kalorien : 180 pro Portion

Kohlenhydrate : 15 g

Ballaststoffe: 10 g

Protein : 5 g

Fett : 10g

Gesättigtes Fett: 1g

Natrium: 45 mg

3. Griechischer Joghurt mit Leinsamen und Mandeln

Vorbereitung Dauer : 5 Minuten

Gesamt Dauer : 5 Minuten

Portionen: 1

Zutaten

- 3/4 Tasse klar Griechisch Joghurt (ungesüßt , fettarm oder vollfett) basierend An Präferenz)
- 1 Esslöffel gemahlener Leinsamen
- 1 Esslöffel gehopst rohe Mandeln
- 1/2 Teelöffel Zimt (optional, für zusätzlicher Geschmack)
- Ein paar frische Beeren (wie als Heidelbeeren oder Himbeeren) als Topping (optional)

Vorbereitung Anleitung

i. Schöpfen Sie die Griechisch Joghurt in eine Servierschüssel geben . Griechisch Joghurt ist eine großartige Quelle von Proteinen und Probiotika, die unterstützen Verdauung und Hüter du fühlst dich satt.

ii. Die gemahlenen Leinsamen darüber streuen und gehackte Mandeln über den Joghurt . Leinsamen sind reich an Faser und Omega-3- Fettsäuren , während Mandeln Fügen Sie ein sättigendes Knuspererlebnis und gesunde Fette hinzu.

iii.   Wenn gewünscht, streuen Sie etwas von Zimt für einen Hinweis von warmem Geschmack . Sie können auch mit ein paar frischen Beeren toppen für natürlich Süße und zusätzliche Antioxidantien.

iv.   Leicht umrühren , um zu kombinieren, wenn du wie , und viel Spaß .

Ernährung Informationen (ungefähr)

Kalorien: 200

Kohlenhydrate: 10g

Ballaststoffe : 5 g

Protein : 15 g

Fett: 11g

Gesättigte Fettsäuren: 2 g

Natrium : 60 mg

4. *Haferflocken mit Zimt und Walnüssen*

Vorbereitung Dauer : 5 Minuten

Koch Dauer : 5 Minuten

Gesamtzeit : 10 Minuten

Portionen : 1

Zutaten

- 1/2 Tasse Haferflocken
- 1 Tasse Wasser oder ungesüßte Mandelmilch (oder eine Mischung von beide)
- 1/2 Teelöffel gemahlener Zimt
- 1 Esslöffel gehackte Walnüsse
- 1/4 TL Vanilleextrakt (optional)
- 1/4 Teelöffel gemahlene Leinsamen oder Chiasamen (optional, für zusätzlich Ballaststoffe)
- Ein paar frische Beeren oder eine Prise Stevia oder Mönchsfruchtsüßstoff (optional)

Vorbereitung Anleitung

i. In einem kleinen Topf , mischen Sie die Haferflocken und Wasser oder Mandelmilch. Platzieren über mittel Hitze und bringen Sie zu einem sanften köcheln lassen , rühren gelegentlich zur Vorbeugung kleben . Kochen bis der Hafer haben den größten Teil absorbiert die Flüssigkeit und erreichen eine cremige Konsistenz , etwa 4-5 Minuten.

ii. Einmal der Hafer ist gekocht , rühren Sie ein der gemahlene Zimt und Vanilleextrakt, falls verwendet . Zimt verleiht eine natürliche Süße und Wärme zum Haferbrei und Vanille verstärkt den Geschmack .

iii. Entfernen die Haferflocken aus Hitze und Mehl es in eine Servierschüssel geben . Top mit die gehackten Walnüsse für Knusprigkeit und herzgesunde Fette . Für zusätzliche Ballaststoffe mit gemahlenen Leinsamen oder Chiasamen bestreuen .

iv. Für zusätzlich Geschmack und natürlicher Süße , toppen Sie mit ein paar frisch Beeren oder eine kleine Prise Stevia oder Mönchsfrucht Süßstoff .

v. Umrühren, um zu vermischen leicht wenn und genießen Sie diese warme , nährende Schüssel Haferbrei.

Nährwertangaben (ungefähr)

Kalorien: 220

Kohlenhydrate: 30g

Ballaststoffe : 7 g

Protein : 6 g

Fett : 9g

Gesättigt Fett : 1g

Natrium : 10 mg

5. *Vegetarisch Omelett mit Vollkorn Getreidetoast*

Vorbereitungszeit : 10 Minuten

Kochzeit : 10 Minuten

Gesamtzeit: 20 Minuten

Portionen: 1

Zutaten

- 2 große Eier (oder 1 ganzes Ei + 2 Eiweiß , falls gewünscht)
- 1/4 Tasse Glocke reprs , gewürfelt (irgendein Farbe)
- 1/4 Tasse Spinatblätter , gehackt
- 1/4 Tasse Champignons, in Scheiben geschnitten
- 1 Esslöffel Zwiebel , fein gewürfelt
- 1/4 Teelöffel schwarzer Pfeffer
- Salz, zu Geschmack
- 1/2 Teelöffel lebendig Öl oder Kochen Spray
- 1 Scheibe Ganzes Getreide Brot , geröstet

Vorbereitung Anleitung

i. Waschen und hacken Sie die Paprika , Spinat , Pilze und Zwiebel .

ii. Erhitzen Sie eine kleine beschichtete Pfanne über mittel erhitzen . Olivenöl hinzufügen oder Verwenden Sie Kochspray, um die Pfanne leicht zu beschichten . Fügen Sie die Zwiebeln, Paprika Paprika und Pilze dazugeben und 2-3

Minuten anbraten , bis die Gemüse ist leicht weich . Fügen Sie die sprinach und Koch für eine weitere Minute, bis es einfach verwelkt. Übertragen die Gemüse auf einen Teller und beiseite legen.

iii. In einer kleinen Schüssel die Eier (oder Eier + Eiweiß) verquirlen . Mit einer Prise Salz und schwarzer Pfeffer .

iv. Gießen Sie die Eiermischung hinein dieselbe Pfanne bei mittlerer Hitze . Kippen Sie die Pfanne auf verbreiten die Eier gleichmäßig . Lass die Eier 1-2 Minuten ungestört kochen lassen , bis die Ränder beginnen zu einstellen . Fügen Sie das sautierte Gemüse hinzu Seite des Omeletts .

v. Falten Sie vorsichtig die andere Seite von die Omelett über die Gemüse . Kochen für einen anderen Minute bis die Eier vollständig gestockt sind. Schieben Sie das Omelett auf einen Teller .

vi. Servieren die Omelett mit einer Scheibe Vollkorntoast für eine ballaststoffreiche Ergänzung das ergänzt das Protein und Gemüse in die Omelett .

Ernährung Informationen (ungefähr)

Kalorien : 280

Kohlenhydrate : 20 g

Ballaststoffe : 5 g

Eiweiß: 16g

Fett : 14g

Gesättigtes Fett: 3g

Natrium : 300 mg

6. *Ferienhaus Käse mit Gurken und Cherrytomaten*

Vorbereitungszeit : 5 Minuten

Gesamtzeit: 5 Minuten

Portionen : 1

Zutaten

- 1/2 Tasse fettarmer Hüttenkäse
- 1/4 Tasse Gurke , gewürfelt
- 1/4 Tasse Kirschtomaten , halbiert
- 1/4 Teelöffel getrockneter Oregano oder Basilikum
- 1/2 Teelöffel frisch Zitrone Saft
- Salz und schwarzer Pfeffer, zu Geschmack
- Frische Petersilie oder Basilikum Blätter zum Garnieren (optional)

Vorbereitung Anleitung

i.   Die Gurke waschen und Kirschtomaten . Gurke würfeln und halbieren die Kirschtomaten .

ii. Geben Sie den Quark in eine Schüssel Den Käse hineingeben und gleichmäßig verteilen . Top mit die gewürfelte Gurke und die halbierte Kirsche Tomaten .

iii. Bestreuen mit getrocknet Origanum oder Basilikum . Fügen Sie ein paar Tropfen Zitronensaft für einen frischen , spritzigen Geschmack . Saison mit einer Prise Salz und schwarzem Pfeffer Geschmack .

iv. Garnitur mit frisch Petersilie oder Basilikum Blätter wenn gewünscht. Genießen Sie diese proteinreiche, erfrischende Mahlzeit.

Ernährung Informationen (ungefähr)

Kalorien : 120

Kohlenhydrate : 7 g

Ballaststoffe: 2 g

Protein : 12 g

Fett : 3g

Gesättigt Fett : 1g

Natrium: 350 mg

7. *Glatt mit Streusel , Beeren und Mandelbutter*

Vorbereitungszeit: 5 Minuten

Gesamt Dauer : 5 Minuten

Portionen : 1

Zutaten

- 1 Tasse frisch sprinach Blätter
- 1/2 Tasse gemischt Beeren (wie als Erdbeeren , Blaubeeren und Himbeeren)
- 1 Esslöffel Mandel Butter
- 1/2 Tasse ungesüßt Mandel Milch (oder ein anderer zuckerarm Milch der Wahl)
- 1/4 Tasse einfacher griechischer Joghurt (optional , für zusätzliche Cremigkeit und Protein)
- Ein paar Würfel (optional , für einen dickeren Textur)

Vorbereitung Anleitung

i. Waschen die sprinach Blätter und Beeren . Wenn Sie Erdbeeren verwenden , entfernen Sie die Stiele und schneide sie in Scheiben.

ii. Geben Sie in einen Mixer Spinat, gemischte Beeren, Mandelbutter und Mandelmilch . Wenn Sie bevorzuge einen cremigeren Textur und zusätzlich Protein , hinzufügen der griechische Joghurt als na ja .

iii. Mischen Sie die Zutaten auf hoch beschleunigt bis glatt und cremig . Fügen Sie ein paar es Würfel wenn Sie bevorzugen eine dickere Konsistenz herstellen und erneut mixen .

iv. Gießen Sie den Smoothie in ein Glas und Genießen sofort für eine erfrischende, nährstoffreiche Anfang zu Ihr Tag .

Ernährung Informationen (ungefähr)

Kalorien : 180

Kohlenhydrate: 18g

Ballaststoffe : 6 g

Protein : 8 g

Fett : 10g

Gesättigtes Fett: 1g

Natrium : 80 mg

8. *Ei und Vegetarisch Muffins*

Vorbereitung Dauer : 10 Minuten

Kochzeit : 20 Minuten

Gesamtzeit : 30 Minuten

Portionen : 6 Muffins

Zutaten

- 6 große Eier

- 1/4 Tasse Paprika , gewürfelt (beliebig Farbe)

- 1/4 Tasse Spinatblätter , gehackt

- 1/4 Tasse Champignons , gewürfelt

- 1/4 Tasse Kirsche Tomaten , geviertelt

- Salz , nach Geschmack

- Schwarz pepper , nach Geschmack

- 1/4 Teelöffel Knoblauch Pulver (optional)

- 1/4 Teelöffel getrocknete Italienische Kräuter oder Basilikum (optional)

- Kochspray oder etwas lebendig Öl zum Einfetten

Vorbereitung Anleitung

i. Vorheizen Heizen Sie Ihren Backofen auf 175°C vor. Fetten Sie ein Muffinblech leicht ein. mit Kochspray oder eine kleine Menge Olivenöl zur Vorbeugung kleben .

ii. Waschen und würfeln Sie die Glocke Paprika , Spinat, Pilze und Kirschtomaten . Set sie abgesehen davon .

iii. In einem Medium Mischen Schüssel , knacke die Eier und Schneebesen sie bis es glatt ist. Mit Salz , schwarzem Pfeffer und Knoblauch würzen Pulver und Italienische Kräuter erwünscht .

iv. Teilen Sie die gewürfelt Gemüse gleichmäßig verteilen die Muffins Tassen . Gießen die verquirlte Eier darüber das Gemüse, sodass jede Muffinform etwa zu 3/4 gefüllt ist.

v. Den Muffin platzieren Zinn in die vorgewärmt Ofen und 18-20 Minuten backen , oder bis die Eiermuffins sind setzen und leicht golden auf oben . Führen Sie einen Zahnstein in die Zentrum eines Muffins zu Sicherheit es kommt sauber heraus.

vi. Erlauben Sie die Muffins zum Abkühlen einige Minuten köcheln lassen , dann vorsichtig aus der Dose nehmen . Servieren warm oder abkühlen lassen vollständig und speichern in der Kühlschrank für bis zu bis 4 Tage .

Ernährung Informationen (Ungefähre Menge pro Muffin)

Kalorien : 60

Kohlenhydrate: 1g

Ballaststoffe : 0,5 g

Protein : 5 g

Fett: 4g

Gesättigtes Fett: 1g

Natrium : 90 mg

9. *Mandelmehl Pfannkuchen*

Zubereitungszeit : 5 Minuten

Kochzeit: 10 Minuten

Gesamtzeit : 15 Minuten

Portionen : 2 (Ergibt ca. 6 kleine Kuchen)

Zutaten

- 1 Tasse Mandelmehl
- 2 große Eier
- 1/4 Tasse ungesüßt Mandel Milch (oder jede andere zuckerarme Milch von Auswahl)
- 1/2 Teelöffel Backpulver
- 1/2 Teelöffel Vanille Auszug
- Ein Zoll von Salz
- Kochspray oder etwas Kokosnussöl für Einfetten die Pfanne

Optionale Beläge

- Frische Beeren (wie Blaubeeren , Erdbeeren oder Himbeeren)
- Eine Prise Zimt
- Ein paar gehackte Nüsse oder Samen

Vorbereitungsanweisungen

i. In einem Medium Mischen Schüssel , verquirlen Sie das Mandelmehl, das Backpulver und eine Prise Salz . In einem separaten Schüssel , verquirlen Sie die Eier , Mandelmilch und Vanille Ausziehen, bis eine glatte Masse entsteht . Kombinieren die nass und trockene Zutaten unterrühren bis der Teig ist dick und glatt .

ii. Stellen Sie eine beschichtete Bratpfanne oder Grillplatte auf mittlere bis niedrige Hitze. Hitze und leicht einfetten mit Kochspray oder eine kleine Menge Kokosnussöl .

iii. Mit einer 1/4 Tasse messen , unsere die Teig auf die Pfanne geben und kleine Kuchen . Kochen für ca. 2-3 Minuten An jeder side , oder bis goldbraun und durchgekocht . Flir sorgfältig als Pfannkuchen aus Mandelmehl sind zarter als normale Pfannkuchen.

iv. Stapeln Sie die Pfannkuchen auf einem Teller und fügen Sie Ihre Lieblings Beläge wie frische Beeren, eine Prise Zimt oder ein paar gehackte Nüsse.

Nährwertangaben (ca per Portion)

Kalorien: 220

Kohlenhydrate: 5g

Ballaststoffe : 3 g

Protein : 10 g

Fett : 18g

Gesättigte Fettsäuren: 2 g

Natrium : 80 mg

10. *Türkei Wurst und Avocado Frühstück Wrap*

Vorbereitung Dauer : 5 Minuten

Kochzeit : 10 Minuten

Gesamtzeit : 15 Minuten

Portionen: 1

Zutaten

- 1 Vollkorn oder Low-Carb- Tortilla
- 1/4 Tasse gekochte Putenwurstkrümel (oder 1 kleine Putenwurst , gekocht und zerbröselt)
- 1/4 Avocado , in Scheiben geschnitten
- 1 großes Ei
- Salz und schwarz pepper , nach Geschmack
- 1/4 Tasse frische Spinatblätter (optional)
- 1 Esslöffel salsa (optional , gegen Aufpreis). Geschmack)
- Kochen Spray oder eine kleine Menge Olivenöl für die Pfanne

Vorbereitung Anleitung

i. Erhitzen Sie eine beschichtete Pfanne auf mittlerer Stufe Hitze und leicht bestreichen mit Kochen Spray oder eine kleine Menge Olivenöl . Crack das Ei hinein die Pfanne , würzen mit einer Prise Salz und schwarzer Pfeffer und Rührei oder Koch zu Ihr gefällt .

ii. Fügen Sie den gekochten Truthahn hinzu Wurst zerbröckelt zum Pfanne zum Aufwärmen wenn Wenn Sie eine Wurst verwenden , garen Sie diese gründlich und zerbröckeln oder Scheibe es .

iii. Lay die Tortilla auf einer flachen Oberfläche. Schicht das gekochte Ei, Truthahn Wurst und in Scheiben geschnitten Avocado in die Mitte der Tortilla geben . Fügen Sie frisches Spinatblätter für zusätzliches Grün, wenn erwünscht , und Nieselregen mit etwas Salsa für zusätzlichen Geschmack.

iv. Falten Sie die Seiten der Tortilla , dann rollen Sie sie nach oben von unten zu einem Wrap formen . In Nach Belieben halbieren und sofort genießen .

Nährwertangaben (ungefähr)

Kalorien: 310

Kohlenhydrate : 20 g

Ballaststoffe : 8 g

Eiweiß: 18g

Fett: 18g

Gesättigtes Fett: 3g

Natrium : 450 mg

11. Zucchini-Nudeln mit Verschlüsselt Eier

Zubereitungszeit : 5 Minuten

Kochzeit: 10 Minuten

Gesamtzeit : 15 Minuten

Portionen : 1

Zutaten

- 1 mittel Zucchini , spiralförmig hinein Nudeln (oder Verwenden Sie ein Gemüse reifen zu erstellen dünne Streifen)
- 2 große Eier
- 1/2 Teelöffel lebendig Öl (zum Anbraten)
- 1/4 Teelöffel Knoblauch Pulver (optional)
- Salz und Schwarz pepper , nach Geschmack
- 1 Esslöffel geriebener Parmesan Käse (optional)
- Frische Kräuter wie Petersilie oder Basilikum (optional, zum Garnieren)

Vorbereitung Anleitung

i. Wenn Sie es noch nicht getan haben , senden Sie eine Nachricht die Zucchini hinein Nudeln Verwenden Sie einen Spiralschneider oder ein Gemüse peeler, um lange zu schaffen Streifen . Sie kann auch Verwenden Sie eine Mandoline, wenn Sie bevorzugen dünn Bänder .

ii. Erhitzen Sie eine antihaftbeschichtete Pfanne bei mittlerer Hitze erhitzen und hinzufügen das Olivenöl. Sobald das Öl ist heiß , die Zucchini dazugeben Nudeln zu die Pfanne geben und 2-3 Minuten unter Rühren anbraten gelegentlich , bis die Nudeln werden etwas weicher , bleiben aber bissfest. Mit einer Prise Salz , schwarz Reper und Knoblauchpulver (falls verwendet) . Entfernen von die Pfanne und beiseite stellen .

iii. In die gleiche Pfanne noch etwas Öl geben wenn nötig und knacken Sie die Eier in die Pfanne . Durcheinander vorsichtig mit einem Spatel , bis sie vollständig gekocht , ca. 2-3 Minuten . Mit Salz und schwarzem Pfeffer würzen . rüper zu Geschmack .

iv. Fügen Sie hinzu sautiert Zucchini Nudeln zurück in die Bratpfanne mit Die Rühreier zum Mischen umrühren . Lass sie heizen zusammen für 1-2 Minuten, um erlauben die Aromen zu melden .

v.   Bestreuen mit geriebenem Parmesan und frisch Kräuter wie Petersilie oder Basilikum für hinzugefügt Geschmack .

Ernährung Informationen (ungefähr)

Kalorien : 230

Kohlenhydrate: 9g

Ballaststoffe : 3 g

Protein : 15 g

Fett : 16g

Gesättigtes Fett : 3 g

Natrium: 280 mg

12. Quinoa-Frühstücksbowl mit Nüssen und Beeren

Vorbereitung Dauer : 5 Minuten

Koch Zeit : 15 Minuten (für q uinoa , wenn nicht vorgekocht)

Gesamtzeit : 20 Minuten

Portionen : 1

Zutaten

- 1/2 Tasse gekochte Quinoa (ca. 1/4 Tasse trockene Quinoa)
- 1/4 Tasse gemischte Beeren (z. B. Erdbeeren , Blaubeeren , Himbeeren)

- 1 Esslöffel Mandeln oder Walnüsse, gehackt
- 1 Esslöffel Chiasamen oder Boden Leinsamen
- 1/2 Teelöffel Zimt (optional)
- 1 Esslöffel ungesüßte Mandelmilch oder Milch von Wahl (optional , für zusätzliche Cremigkeit)
- Ein Nieselregen von Honig oder Stevia (optional, für die Süße)

Zubereitungsanleitung

i. Wenn Sie noch nicht gekocht haben die q uinoa , spülen Sie es gründlich und kochen je nach Verpackung Anleitung : 1/4 Tasse trockenes Wasser vermischen mit 1/2 Tasse Wasser in einem kleinen Topf . Zum Kochen bringen , dann Auf kleiner Flamme köcheln lassen , abdecken und 12-15 Minuten köcheln lassen. bis alle das Wasser wird absorbiert und die q uinoa ist flauschig . Entfernen vom Herd nehmen und einige Minuten stehen lassen .

ii. Sobald der Quinoa gekocht ist , lockern Sie ihn mit einer Gabel auf und in eine Schüssel geben .

iii. Fügen Sie hinzu gemischt Beeren , gehackt Nüsse und chia oder Leinsamen auf die Oberseite des Teiges streuen . Für zusätzlichen Geschmack mit Zimt bestreuen .

iv. Wenn Sie lieber eine Berührung von Süße , eine kleine Menge darüberträufeln Honig oder Stevia über die Schüssel

. Fügen Sie ungesüßte Mandeln hinzu Milch oder eine andere Milch der Wahl für eine cremigere Textur .

v. Umrühren alles zusammen sanft , und genießen Sie Ihre nährstoffreiches Essen Frühstück Schüssel .

Nährwertangaben (ungefähr)

Kalorien : 250

Kohlenhydrate : 30 g

Ballaststoffe : 8 g

Eiweiß: 8g

Fett : 12g

Gesättigt Fett : 1g

Natrium: 5 mg

13. Lachs und Frischkäse Gurke Schüssel

Vorbereitungszeit : 10 Minuten

Gesamtzeit : 10 Minuten

Portionen : 1

Zutaten

- 1/2 Tasse gekocht Lachs (frisch oder aus der Dose , ohne Haut , ohne Knochen)

- 1/2 Gurke , in Scheiben geschnitten oder Halbmonde

- 2 Esslöffel Frischkäse (leicht oder regelmäßig , je nach Präferenz)

- 1 Esslöffel frischer Dill oder Petersilie (optional , zum Garnieren)

- 1 Teelöffel Zitronensaft

- Salz und schwarzer Pfeffer, nach Geschmack

- 1 Teelöffel Olivenöl (optional, z Nieselregen)

Vorbereitungsanweisungen

i. Bei Verwendung von Resten gekochten Lachs, zerkleinern Sie ihn in mundgerecht Bei Verwendung von Dosen Lachs , abtropfen lassen und blättere es ab als gut . Wenn Sie möchten, können Sie Verwenden Sie geräucherten Lachs für zusätzlichen Geschmack.

ii. Waschen und Scheibe die Gurke in Runden oder Halbmonden, je nach Wunsch .

iii. In einer Portion Schüssel , anrichten die Gurkenscheiben als Basis . Die geriebenen Lachs An nach oben von die Gurken.

iv. Tropfen klein Löffel von Frischkäse darüber Lachs und Gurken . Für eine glattere Textur , können Sie erweichen die Sahne Käse vorher oder verwenden Sie eine kleine Menge Olivenöl , um die Ausbreitung zu erleichtern .

v. Nieselregen die Zitrone Saft über die Schüssel geben und mit Salz bestreuen und schwarz rüper nach Geschmack. Garnieren Sie mit frischem Dill oder Petersilie für eine frische , kräuterige Note.

vi. Genießen Sie es sofort .

Ernährung Informationen (ungefähr)

Kalorien : 300

Kohlenhydrate: 5g

Ballaststoffe : 1 g

Protein : 30 g

Fett : 20g

Gesättigt Fett : 4g

Natrium : 450 mg

14. Erdnussbutter und Selleriestangen

Vorbereitungszeit : 5 Minuten

Gesamt Dauer : 5 Minuten

Portionen: 1

Zutaten

- 2-3 Sellerie Stiele , gewaschen und Schnitt in 3-Zoll-Stücken
- 2 Esslöffel natürliche Erdnussbutter (ungesüßt, ohne Zuckerzusatz)
- Eine Prise Zimt (optional)
- Ein paar gehackte Nüsse oder Samen (optional , für extra Crunch)

Zubereitungsanleitung

i. Waschen Sie die Selleriestangen gründlich waschen , die Enden abschneiden und in 7,5 cm lange Stücke schneiden .

ii. Verteilen Sie mit einem Messer eine Schicht davon natürlich Erdnuss Butter über die flach Seite jedes Sellerie Stick . Sie können den Betrag anpassen basierend je nach Ihren Wünschen .

iii. Für hinzugefügt Geschmack und Crunch , streuen Sie ein wenig Zimt An oben oder fügen Sie ein paar hinzu gehopst Nüsse oder Samen , wie Mandeln oder Sonnenblume Samen.

iv. Sofort genießen.

Ernährung Informationen (Ungefähr , pe Servieren mit 2 Esslöffeln Erdnuss Butter)

Kalorien: 210

Kohlenhydrate : 8 g

Ballaststoffe : 4 g

Protein : 8 g

Fett : 18g

Gesättigt Fett : 3g

Natrium : 0 mg

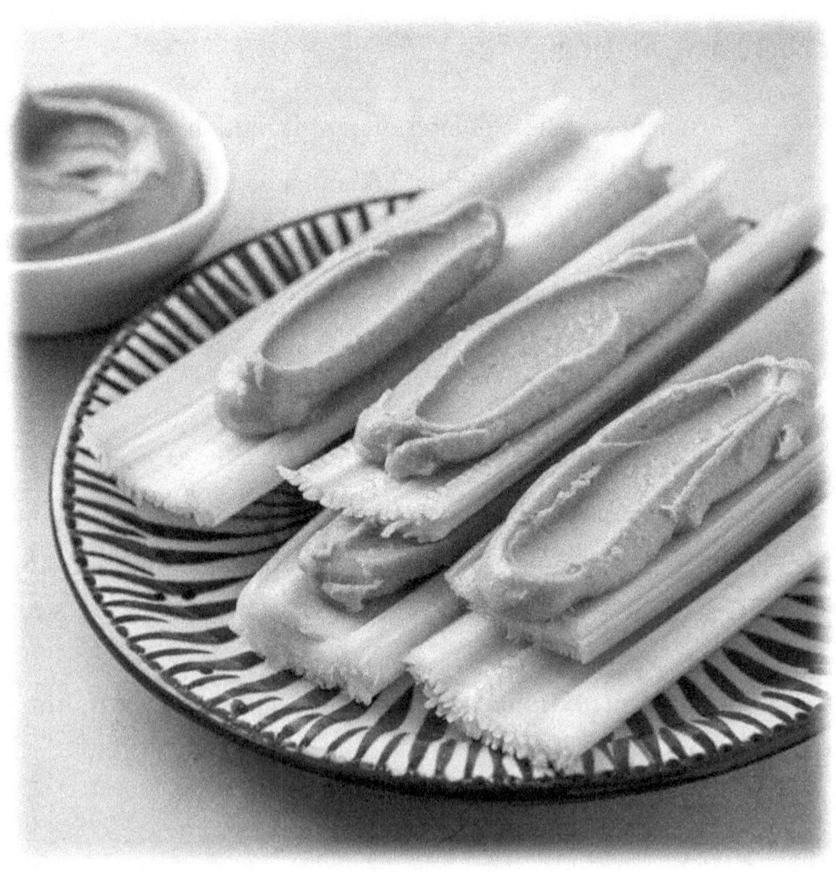

15. Quinoa und Geröstet Gemüseschüssel

Zubereitungszeit : 10 Minuten

Kochzeit : 30 Minuten

Gesamtzeit : 40 Minuten

Portionen : 2

Zutaten

- 1 Tasse Quinoa (ungekocht)
- 1 mittelgroße Zucchini, in Scheiben geschnitten
- 1 Glocke Pfeffer , gehackt
- 1/2 Tasse Kirschtomaten , halbiert
- 1/4 Tasse rote Zwiebel , in Scheiben geschnitten
- 1 Esslöffel Oliven Öl
- Salz und schwarzer Pfeffer nach Geschmack
- 1 Teelöffel getrockneter Oregano oder Italienisch Einwürzen
- 1 Esslöffel Tahini (optional, zum Dressing)
- 1 Esslöffel Zitronensaft (optional , für das Dressing)

Vorbereitung Anleitung

i. Heizen Sie Ihren Backofen auf 200 °C (400 °F) vor. Legen Sie ein Backblech mit Pergamentpapier zur einfachen Reinigung .

ii. Spülen Sie die uinoa gründlich unter kaltem Wasser . In einem Medium Sauceran , 1 Tasse Wasser vermischen mit 2 Tassen Wasser . Zum Kochen bringen , dann die Hitze reduzieren auf niedrige Stufe stellen und abdecken. 15-18 Minuten köcheln lassen , oder bis der Quinoa gekocht und die Wasser ist aufgesogen . Mit einer Gabel auflockern und setzen abgesehen davon .

iii. Während die q uinoa kochen , zubereiten das Gemüse. Legen Sie die Zucchini , Paprika , Kirschtomaten und rot Zwiebel An die vorbereitet Backblech . Mit Olivenöl beträufeln Öl und mit Salz , schwarzem pepper , und getrocknet oregan oder italienisches Gewürz. Durchmischen, bis alles gleichmäßig bedeckt ist. 25-30 Minuten rösten , nach der Hälfte der Zeit durchmischen , bis die Gemüse ist zart und leicht gebräunt .

iv. Den gekochten Quinoa auf zwei Schüsseln . Top mit die geröstet Gemüse .

v. In einem kleinen Schüssel , Schneebesen zusammen Tahini und Zitrone Saft zu Machen Sie eine cremige Dressing (optional). Über die Marinade und das Gemüse träufeln .

vi. Warm genießen und mit frischen Kräutern garnieren wie Petersilie oder Basilikum , falls gewünscht .

Nährwertangaben (ca per Portion)

Kalorien : 320

Kohlenhydrate : 42 g

Ballaststoffe : 8 g

Protein : 10 g

Fett: 14g

Gesättigt Fett : 2g

Natrium: 50 mg

16. Gegrillter Hähnchensalat mit Avocado und Olivenöl - Dressing

Vorbereitung Dauer : 10 Minuten

Koch Zeit : 10-15 Minuten

Gesamt Dauer : 20-25 Minuten

Portionen: 2

Zutaten

Für die Salat :

- 2 Hähnchen ohne Knochen und ohne Haut Brüste
- 4 Tassen gemischtes Grünzeug (wie Spinat , Rucola oder Salat)

- 1/2 Avocado, in Scheiben geschnitten

- 1/4 Gurke , dünn geschnitten

- 1/4 rote Zwiebel, dünn in Scheiben geschnitten

- 1/2 Tasse Kirschtomaten , halbiert

- 1 Esslöffel Feta -Käse (optional)

Für die Olive Öl Kleidung :

- 2 Esslöffel natives Olivenöl extra

- 1 Esslöffel Zitronensaft (oder Apfelsaft Essig)

- 1 Teelöffel Dijon -Senf (optional)

- 1 Knoblauchzehe , gehackt

- Salz und schwarzer Pfeffer, um Geschmack

- Eine Prise getrockneter Origanum oder italienische Gewürze (optional)

Zubereitungsanleitung

i. Heizen Sie Ihr Grill oder Grillpfanne bei mittlerer bis hoher Hitze erhitzen . Hähnchenbrüste würzen mit Salz , Pfeffer und etwas Olivenöl . Grill die Hähnchen 6-7 Minuten auf jeder Seite braten , oder bis es vollständig gar ist und die intern Temperatur erreicht 165°F (74°C). Sobald es gekocht ist , lassen Sie es die Das Huhn ein paar Minuten ruhen lassen, bevor in Streifen schneiden .

ii. Während die Das Huhn wird gegrillt , bereiten Sie den Salat vor . In einer großen Schüssel vermengen die gemischtes Gemüse, geschnittene Avocado, Gurke , rote Zwiebel und Kirschtomaten . Fügen Sie Feta -Käse hinzu, wenn erwünscht .

iii. In einem kleinen Schüssel , verquirlen Sie die lebendig Öl , Zitronensaft (oder Essig), Dijon Senf , gehackter Knoblauch und oregano (falls verwendet). Saison mit Salz und schwarz nach Geschmack würzen .

iv. Legen Sie das in Scheiben geschnittene gegrillte Huhn auf die vorbereitet Salat und beträufeln mit die lebendig Öl- Dressing.

v. Vorsichtig vermischen oder Mit dem Dressing obendrauf servieren . Sofort genießen.

Nährwertangaben (ungefähr pro Portion)

Kalorien: 350

Kohlenhydrate : 12 g

Ballaststoffe : 6 g

Eiweiß: 30g

Fett : 23g

Gesättigt Fett : 4g

Natrium : 400 mg

17. Puten -Salat- Wraps

Zubereitungszeit : 10 Minuten

Kochzeit : 10 Minuten

Gesamt Dauer : 20 Minuten

Portionen: 2 (2 Wraps pro Portion)

Zutaten

- 8 Unzen mageres Putenhack
- 1 Esslöffel Olivenöl
- 1 kleine Zwiebel , fein gehopst
- 1/2 rot Paprika , gewürfelt
- 1 kleine Karotte , gerieben oder in Julienne-Streifen geschnitten
- 2 Esslöffel natriumarme Sojasauce oder Kokosnuss- Aminosäuren
- 1 Teelöffel Knoblauch Pulver
- Salz und , um Geschmack
- 6 große Salat Blätter (wie als Romaine oder Buttersalat)
- 1/4 Avocado, in Scheiben geschnitten (optional , z hinzugefügt gesund Fett)
- Frisch cilantro oder Petersilie für Garnierung (optional)

Vorbereitung Anleitung

i. Olivenöl in einer großen Schüssel erhitzen Bratpfanne bei mittlerer Hitze Hitze . Fügen Sie die gehopst Zwiebel und Glocke 2-3 Minuten kochen lassen bis erweicht . Fügen Sie die Boden Truthahn , mit einem Löffel auseinanderbrechen . Kochen für 5-7 Minuten bis der Truthahn ist gebräunt und vollständig gekocht .

ii. Fügen Sie hinzu geriebene Karotte zu die Bratpfanne mit dem gekochten Truthahn. Rühren Sie die Sou Sauce (oder Kokosnussaminos), Knoblauchpulver, Salz und Pfeffer . Kochen für weitere 2-3 Minuten bis alles ist gut kombiniert und durcherhitzt .

iii. Waschen und Ratte den Salat trocknen Blätter . Legen Sie sie flach auf einen Teller , bereit zum Füllen .

iv. Die Putenmischung in die Mitte jedes Salatblattes. Fügen Sie ein paar Scheiben Avocado hinzu An nach Belieben obendrauf legen . Garnieren mit frisch silantro oder Petersilie für zusätzlichen Geschmack und Farbe.

v. Rollen die Salat um die Füllung zu Wraps formen . Sofort genießen.

Nährwertangaben (ungefähr pro Portion , 2 Wraps)

Kalorien : 280

Kohlenhydrate: 12g

Ballaststoffe : 5 g

Protein : 25 g

Fett : 18g

Gesättigt Fett : 3g

Natrium : 600 mg

18. Lachs und Spargel mit Zitronen-Dijon- Dressing

Zubereitungszeit : 10 Minuten

Kochzeit: 20-25 Minuten

Gesamtzeit : 30-35 Minuten

Portionen : 2

Zutaten

Für den Lachs und Spargel :

- 2 Lachse Filets (je 170 g)
- 1 Bund Spargel , geputzt
- 1 Esslöffel Olivenöl (für Kochen)
- Salz und schwarzer Pfeffer, zu Geschmack
- 1 Teelöffel Knoblauch Pulver (optional)

Für die Zitrone Dijon Kleidung :

- 2 Esslöffel natives Olivenöl extra
- 1 Esslöffel Dijon- Senf
- 2 Esslöffel Zitrone Saft (frisch gepresst)
- 1 Teelöffel Honig oder Stevia (optional , für die Süße)
- 1/2 Teelöffel Knoblauch Pulver
- Salz und Schwarz pepper , nach Geschmack

Vorbereitungsanweisungen

i. Vorheizen Ihr Ofen auf 400°F (200°C).

ii. Ort die Lachsfilets und Spargel auf einem Backblech Blatt . Beträufeln Sie den Lachs und Spargel mit Oliven Öl und Streusel mit Salz , Pfeffer und Knoblauchpulver (falls verwendet). Den Spargel wenden , bis er es gleichmäßig mit die lebendig Öl .

iii. Den Lachs braten und Spargel im vorgeheizten Backofen für 15-20 Minuten oder bis der Lachs mit einer Gabel leicht zerteilt werden kann und die Spargel ist zart . Wenn Ihr Lachsfilets sind dick , es Mai nehmen näher bis 25 Minuten . Die Spargel sollte leicht knusprig-zart .

iv. Während die Lachs und Spargel braten , verquirlen die Dijon Senf , Zitronensaft , Oliven Öl , Honig (falls verwendet), Knoblauchpulver , Salz und rüper in einer kleinen Schüssel. Mit den Gewürzen nach Geschmack abschmecken .

v. Einmal die Lachs und Spargel werden gekocht, Teller . Beträufeln Sie den Lachs mit dem Zitronen - Dijon-Dressing und Spargel.

vi. Garnitur mit frische Kräuter wie Petersilie oder Dill, wenn nach Belieben . Warm servieren und viel Spaß .

Ernährung Informationen (ungefähre Menge pro Portion)

Kalorien : 350

Kohlenhydrate: 10g

Ballaststoffe : 4 g

Protein : 30 g

Fett : 22g

Gesättigtes Fett : 4 g

Natrium : 300 mg

19. Linsen und Gemüsesuppe

Vorbereitungszeit : 10 Minuten

Koch Dauer : 30-40 Minuten

Gesamt Dauer : 40-50 Minuten

Portionen: 4

Zutaten

- 1 Tasse getrocknete Linsen, abgespült
- 1 Esslöffel Olivenöl
- 1 mittel Zwiebel , gehackt
- 2 Knoblauchzehen, gehackt
- 1 mittelgroße Karotte, gewürfelt
- 2 Selleriestangen , gewürfelt
- 1 Zucchini , gewürfelt
- 1 Tasse gewürfelt Tomaten (frisch oder aus der Dose)
- 4 Tassen natriumarme Gemüsebrühe oder Wasser
- 1 Teelöffel gemahlener Kreuzkümmel
- 1 Teelöffel getrockneter Thymian
- 1 Teelöffel Paprika
- Salz und schwarzem Pfeffer, um Geschmack
- 2 Tassen sprinach oder Grünkohl (optional , zum Beispiel hinzugefügt Grüns)
- 1 Esslöffel Zitronensaft (optional, für die Frische)

Vorbereitung Anleitung

i. In einem großen Topf erhitzen Sie Olivenöl bei mittlerer Hitze erhitzen. Fügen Sie die gehackte Zwiebeln, Knoblauch , Karotten und Sellerie. Anbraten für 5-7 Minuten, bis die Gemüse sind erweicht und die Zwiebel ist durchscheinend .

ii. Linsen und gewürfelte Tomaten . Kochen für weitere 2 Minuten , damit sich die Aromen verbinden können .

iii. Gießen Sie die Gemüsebrühe (oder Wasser) und fügen Sie Kreuzkümmel, Thymian , Paprika , Salz und Pfeffer hinzu . Umrühren , um kombinieren . Die Mischung zum Kochen bringen , dann die Hitze reduzieren auf niedrig . Abdecken und 25-30 Minuten köcheln lassen , oder bis die Linsen sind zart .

iv. Die gewürfelten Zucchini dazugeben und Spinat (oder Grünkohl, falls verwendet). Etwas köcheln lassen weitere 5-10 Minuten, bis die Zucchini weich ist und die Das Grün ist verwelkt.

v. Probieren Sie die Suppe und passen Sie die Würze an mit zusätzlich Salz , Pfeffer oder Gewürze, wenn benötigt . Einrühren die Zitrone Saft für hinzugefügt Helligkeit .

vi. Schöpfen Sie die Suppe hinein Schüsseln und servieren heiß . Genießen Sie mit einer Seite von Vollkorn Brot oder Cracker , falls gewünscht.

Ernährung Informationen (ca pro Portion)

Kalorien : 250

Kohlenhydrate : 45 g

Ballaststoffe: 15 g

Protein : 14 g

Fett : 5g

Gesättigt Fett : 1g

Natrium : 400 mg

20. Huhn und Gemüse Pfannengerichte

Vorbereitungszeit : 10 Minuten

Kochzeit : 15 Minuten

Gesamtzeit: 25 Minuten

Portionen : 2

Zutaten

- 2 Hähnchen ohne Knochen und Haut Brüste (ca. 170 g pro Stück), dünn in Scheiben geschnitten
- 1 Esslöffel Olivenöl oder Sesam Öl
- 1 Glocke pepper , in Scheiben geschnitten
- 1 mittelgroße Karotte , in Julienne- oder dünne Streifen geschnitten in Scheiben geschnitten
- 1 kleine Zucchini, in Scheiben geschnitten
- 1/2 Tasse Brokkoliröschen
- 1/2 rote Zwiebel, in Scheiben geschnitten
- 2 Knoblauchzehen, gehackt
- 1 Esslöffel frisch Ingwer , gerieben (oder 1/2 Teelöffel Boden Ingwer)
- 2 Esslöffel natriumarme Sojasauce oder Kokosnussaminos
- 1 Esslöffel Reisessig (oder Apfelessig)

- 1 Teelöffel Honig oder stevia (optional , für Süße)
- 1 Esslöffel Sesamsamen (optional, für Garnitur)
- Frisch silantro oder grün Zwiebeln für Garnierung (optional)

Vorbereitung Anleitung

i. Scheibe die Hähnchenbrüste hinein dünne Streifen oder mundgerechte Stücke .

ii. Erhitzen Sie die lebendig Öl oder Sesamöl in einer großen Bratpfanne oder im Wok bei mittlerer bis hoher Hitze Hitze . Fügen Sie die in Scheiben geschnitten Huhn und 5-7 Minuten unter ständigem Rühren kochen gelegentlich , bis die Huhn ist gebräunt und durchgegart . Das Huhn herausnehmen von die Pfanne und beiseite stellen .

iii. In der gleichen Pfanne hinzufügen Paprika , Karotten , Zucchini, Brokkoli und Zwiebeln . Pfannengerichte die Gemüse für 5-6 Minuten oder bis sie sind zart-knusprig . Fügen Sie den Knoblauch hinzu und Ingwer, Kochen für weitere 1-2 Minuten bis wohlriechend .

iv. das Gekochte zurück Huhn zu die Bratpfanne mit dem Gemüse . Alles verrühren zusammen .

v. Mischen Sie in einer kleinen Schüssel die Sojasauce (oder Kokosnuss-Aminosäuren), Reis Essig und Honig (wenn verwenden). Gießen die Soße über das Huhn und das

Gemüse gießen und dabei umrühren , damit alles gleichmäßig bedeckt ist. Weitere 1-2 Minuten kochen , bis alles ist gut vermischt und erhitzt .

vi.   Servieren die warm braten , garniert mit Sesamsamen , frischer Koriander oder grün Zwiebeln , falls gewünscht .

Nährwertangaben (ungefähr pro Portion)

Kalorien: 300

Kohlenhydrate : 18 g

Ballaststoffe : 5 g

Protein : 35 g

Fett: 14g

Gesättigte Fettsäuren: 2 g

Natrium : 500 mg

21. Thunfischsalat mit gemischtem Blattgemüse

Vorbereitungszeit : 10 Minuten

Kochzeit: 0 Minuten

Gesamtzeit : 10 Minuten

Portionen : 2

Zutaten

- 1 Dose (5 oz) Thunfisch in Wasser, abgetropft und abgeblättert

- 4 Tassen gemischtes Grün (wie als (Spinat , Rucola oder eine Frühlingsmischung)

- 1/2 Gurke , in Scheiben geschnitten

- 1/4 rote Zwiebel, dünn geschnitten

- 1/2 Avocado, gewürfelt

- 1/4 Tasse Kirschtomaten , halbiert

- 1 Esslöffel Olivenöl

- 1 Esslöffel Zitrone Saft (oder Apfel weiter Essig)

- 1 Teelöffel Dijon-Senf

- Salz und schwarzer Pfeffer , um Geschmack

- 1 Esslöffel Kapern oder Oliven (optional , für hinzugefügt Geschmack)

Vorbereitungsanweisungen

i. In einer großen Schüssel vermischen die gemischt Gemüse , Gurkenscheiben, rote Zwiebeln , Avocado und Kirschtomaten.

ii. Flocken Sie die abgetropften Thunfisch mit einer Gabel und geben Sie es in die Salatschüssel .

iii. In einem kleinen Schüssel , verquirlen die Olivenöl , Zitrone Saft (oder Essig), Dijon-Senf, Salz und Pfeffer.

Abschmecken und anpassen die Einwürzen falls erforderlich.

iv. Nieselregen die Anziehen über die Salat und alles vermischen sanft zu kombinieren . Bei Verwendung Kapseln oder Oliven , fügen Sie sie jetzt hinzu und geben Sie der Salat ein anderer werfen .

v. Teilen den Salat in zwei Schüsseln und sofort servieren.

Nährwertangaben (ungefähr pro Portion)

Kalorien : 280

Kohlenhydrate: 8g

Ballaststoffe : 6 g

Protein : 25 g

Fett : 18g

Gesättigt Fett : 2g

Natrium : 300 mg

22. Aubergine und Kichererbseneintopf

Vorbereitungszeit : 10 Minuten

Kochzeit : 30-40 Minuten

Gesamt Dauer : 40-50 Minuten

Portionen: 4

Zutaten

- 1 große Aubergine, geschält und gewürfelt

- 1 Esslöffel Olivenöl

- 1 mittelgroße Zwiebel , gehackt

- 2 Knoblauchzehen , gehackt

- 1 Glocke pepper , gewürfelt

- 1 Dose (15 Unzen) Kichererbsen , abgetropft und gespült

- 1 Dose (14,5 oz) gewürfelte Tomaten (oder frische Tomaten , gehackt)

- 1 Teelöffel Boden Kreuzkümmel

- 1 Teelöffel Paprika

- 1/2 Teelöffel Boden Kurkuma

- 1/4 TL Zimt (optional)

- Salz und schwarzer Pfeffer, nach Geschmack

- 2 Tassen Gemüse Brühe oder Wasser

- 1/2 Tasse frischer Spinat oder Grünkohl (optional , für zusätzliche Grüns)

- 1 Esslöffel frischer Zitronensaft (optional, für mehr Helligkeit)

- Frisches Cilantro oder Petersilie , zum Garnieren (optional)

Vorbereitung Anleitung

i. Hitze das Olivenöl in einem großen Topf oder Dutch Oven über mittlerer Hitze. Die gewürfelte Aubergine dazugeben und 5-7 Minuten unter gelegentlichem Umrühren anbraten , bis es wird oft und beginnt bräunen . Die Aubergine aus dem die rot und legen Sie es beiseite .

ii. Fügen Sie im selben Topf hinzu die gehackte Zwiebel , Paprika pepper , und Knoblauch . 5 Minuten kochen , bis die Gemüse sind erweicht und die Zwiebel wird durchscheinend.

iii. Kreuzkümmel , Paprika, Kurkuma , Zimt (falls verwendet) , Salz und Pfeffer einrühren . 1-2 Minuten kochen lassen , bis erlauben die Preise zu werde wohlriechend .

iv. Fügen Sie hinzu gewürfelte Tomaten, Kichererbsen und Gemüse Brühe (oder Wasser) in den Topf geben. Gut umrühren , bis die Mischung zum Köcheln bringen . Die gekochte Aubergine wieder in den Topf geben .

v. Cover die rot und lass die Eintopf immer noch 20-25 Minuten unter gelegentlichem Umrühren köcheln lassen , bis sich die Aromen verschmolzen und die Aubergine ist sehr zart .

vi. Einrühren die frisch sprinach oder Grünkohl (falls verwendet) und Koch für weitere 5 Minuten , bis das Grün ist welk . Für zusätzliche Frische können Sie nach Belieben Zitronensaft hinzufügen .

vii.   Schöpfen Sie die Eintopf hinein Schüsseln und Nach Belieben mit frischem Cilantro oder Petersilie garnieren . Servieren warm mit einer Seite aus Vollkorn Brot oder q uinoa .

Nährwertangaben (Ungefähre Angaben pro Portion)

Kalorien: 280

Kohlenhydrate : 35 g

Ballaststoffe : 10 g

Protein : 10 g

Fett : 12g

Gesättigt Fett : 2g

Natrium : 400 mg

23. *Blumenkohl Reis und gegrillte Garnelen*

Zubereitungszeit : 10 Minuten

Koch Dauer : 15-20 Minuten

Gesamtzeit: 25-30 Minuten

Portionen: 2

Zutaten

Für die Gegrillt Garnelen :

- 1 Pfund große Garnelen, geschält und entwickelt
- 1 Esslöffel Olivenöl
- 1 Teelöffel Knoblauch Pulver
- 1 Teelöffel geräuchert praikka
- 1/2 Teelöffel gemahlen Kreuzkümmel
- 1/2 Teelöffel Zitrone Lebensfreude
- Salz und , um Geschmack
- 1 Esslöffel frischer Zitronensaft (für Nieselregen)

Für den Blumenkohl Reis :

- 1 mittel Kopf Gemüsekohl , gerieben oder zu reisgroßen Stücken verarbeitet
- 1 Esslöffel lebendig Öl oder Kokosnussöl
- 1 kleine Zwiebel , gewürfelt
- 2 Nelken Knoblauch , gehackt
- Salz und schwarzer Pfeffer, zu Geschmack
- Frisch cilantro , zum Garnieren (optional)

Zubereitungsanleitung

i. In einer Schüssel Olivenöl , Knoblauchpulver , geräucherten Paprika , Kreuzkümmel, Zitrone Schale , Salz und besser .

Toss die Garnelen in die Marinade und lassen Sie sie 10–15 Minuten ruhen .

ii. Erhitzen Sie einen Grill oder eine Grillpfanne über mittlere bis hohe Hitze. Garnelen einfädeln auf Spieße oder Ort sie direkt auf die Grillen . Grillen Sie die Garnelen 2–3 Minuten auf jeder Seite oder bis sie undurchsichtig und durchgegart sind . Vor dem Servieren mit frischem Zitronensaft beträufeln .

iii. Hitze das Olivenöl (oder Kokosöl) in einer großen Pfanne bei mittlerer Hitze Hitze . Fügen Sie die gewürfelt Zwiebel und Knoblauch , 2–3 Minuten kochen , bis er weich ist.

iv. Fügen Sie hinzu gerieben oder verarbeitet Blumenkohl Reis in die Pfanne geben. Gut umrühren und Koch für 5-7 Minuten oder bis die Blumenkohl ist zart und die Feuchtigkeit ist verflogen. Saison mit Salz und Pfeffer zu Geschmack .

v. Servieren Sie Blumenkohl Reis in Schüsseln, garniert mit gegrilltem Garnelen . Nach Belieben mit frischem Koriander garnieren .

Ernährung Informationen (ca per Portion)

Kalorien : 350

Kohlenhydrate : 15 g

Ballaststoffe : 7 g

Eiweiß: 35g

Fett : 20g

Gesättigtes Fett: 3g

Natrium: 600 mg

24. Gebackener Kabeljau mit Geröstet Brüssel Sprossen

Vorbereitung Dauer : 10 Minuten

Koch Dauer : 25-30 Minuten

Gesamtzeit: 35-40 Minuten

Portionen: 2

Zutaten

Für den gebackenen Kabeljau:

- 2 Kabeljaufilets (je etwa 170 g)
- 1 Esslöffel lebendig Öl
- 1 Teelöffel Knoblauch Pulver
- 1 Teelöffel Zitronenschale
- 1/2 Teelöffel praikka
- Salz und schwarzer Pfeffer , soviel als nötig
- 1 Esslöffel frische Zitrone Saft (zum Beträufeln)

Für die Geröstet Rosenkohl :

- 1 Pfund Rosenkohl , geputzt und halbiert
- 1 Esslöffel Olivenöl
- 1 Teelöffel Knoblauchpulver

- 1/2 Teelöffel getrockneter Thymian oder Rosmarin
- Salz und schwarzem Pfeffer, um Geschmack

Zubereitungsanleitung

i. Vorheizen Ihr Ofen auf 400°F (200°C).

ii. Werfen die halbiert Rosenkohl mit Olivenöl , Knoblauch Pulver , getrocknet Thymian (oder Rosmarin), Salz und Pfeffer. Verteilen Sie sie gleichmäßig auf ein Backblech legen , die Seite abschneiden runter .

iii. Rosenkohlröstung Sprossen im vorgeheizten Backofen für 20-25 Minuten unter ständigem Rühren auf halbem Weg durch , bis sie knusprig sind An die Außenseite und zart auf die drinnen .

iv. Während die Rosenkohl röstet , legen Sie die Kabeljaufilets auf ein mit Backpapier ausgelegtes Backblech . Beträufeln Sie lebendig Öl über die Filets und mit Knoblauchpulver , Zitronenschale , Paprika, Salz und Pfeffer würzen .

v. Ort die cod in den Ofen und backen für 12-15 Minuten oder bis die Der Fisch lässt sich leicht mit einer Gabel zerteilen .

vi. Einmal Wenn der Kabeljau fertig ist , beträufeln Sie ihn mit frisch Zitrone Saft . Servieren Sie die cod Filets neben die geröstet Brüssel Sprossen .

Ernährung Informationen (ca pro Portion)

Kalorien: 350

Kohlenhydrate : 18 g

Ballaststoffe: 6 g

Protein : 35 g

Fett : 18g

Gesättigtes Fett : 3 g

Natrium: 350 mg

25. Gegrillter Putenburger mit Avocado

Vorbereitung Dauer : 10 Minuten

Kochzeit : 10-12 Minuten

Gesamt Dauer : 20-22 Minuten

Portionen : 2

Zutaten

Für die Türkische Burger:

- 1 Pfund gemahlener Truthahn (vorzugsweise mager , 93 % mager oder höher)
- 1/4 Tasse fein gehackte Zwiebel
- 1 Knoblauch Gewürznelke , gehackt
- 1 Teelöffel getrocknetes Organo
- 1 Teelöffel Paprika

- 1/2 Teelöffel Boden Kreuzkümmel

- Salz und schwarz pepper , nach Geschmack

- 1 Esslöffel Oliven Öl (zum Grillen oder Anbraten)

Für Der Belag:

- 1 Jahr Avocado , in Scheiben geschnitten

- 2 Vollkorn - Burgerbrötchen (oder Salat Wraps als Low-Carb- Variante)

- 1 kleine Tomate, in Scheiben geschnitten

- Frisch Salat oder sprinach

- Senf oder Ihr Favorit zuckerarm Würze (optional)

Zubereitungsanleitung

i. In einer Schüssel den Boden vermischen Truthahn , gehackt Zwiebel , gehackter Knoblauch , Bio , Aprika , Kreuzkümmel , Salz und pfeffern . Mischen , bis gerade kombiniert . Teilen Die Mischung in zwei halbe Portionen teilen und zu einer Kätzchen .

ii. Erhitzen Sie einen Grill oder eine antihaftbeschichtete Bratpfanne bei mittlerer bis hoher Hitze . Leicht Bürste die Grill oder Bratpfanne mit Olivenöl zu verhindern kleben .

iii. Ort die Pastetchen auf dem Grill oder Bratpfanne und kochen für 5-6 Minuten An jeder Seite oder bis die Die Innentemperatur erreicht 165 °F (74°C) und die Burger sind durchgebraten . Wenn gewünscht , toasten Sie die Burgerbrötchen auf dem Grill oder in die Bratpfanne für 1-2 Minuten .

iv. Einmal die Truthahn Burger sind gekocht, legen Sie sie auf die Burger Brötchen (oder Salatwickel). Belegen Sie jeden Burger mit ein paar Scheiben von Avocado , eine Scheibe von Tomaten und frischen Salat oder Spinat . Senf dazugeben oder ein anderer zuckerarm Vergebung , wenn erwünscht .

v. Servieren die Burger sofort und genießen Sie die Kombination aus magerem Geschmack Protein und gesund Fette .

Ernährung Informationen (ungefähr pro Portion). mit Ganzes Getreidebrötchen)

Kalorien: 450

Kohlenhydrate : 30 g

Ballaststoffe: 8 g

Protein : 35 g

Fett : 25g

Gesättigt Fett : 4g

Natrium: 500 mg

26. Kohl und Hackfleisch Gebratenes Rindfleisch

Vorbereitung Dauer : 10 Minuten

Kochzeit : 15-20 Minuten

Gesamt Dauer : 25-30 Minuten

Portionen: 2

Zutaten

- 1/2 Pfund Boden Rindfleisch (mager, 90% oder höher)
- 1/2 kleiner Kopf Kohl , geschreddert oder gehackt
- 1 Esslöffel Olivenöl oder Sesam Öl
- 1 kleine Zwiebel , in Scheiben geschnitten
- 2 Nelken Knoblauch , gehackt
- 1 Glockenschneider , in Scheiben geschnitten (optional)
- 2 Esslöffel natriumarme Sojasauce oder Kokosnuss-Aminosäuren
- 1 Esslöffel Reisessig (oder Apfelessig)
- 1 Teelöffel Boden Ingwer (oder 1 Esslöffel frisch geriebener Ingwer)
- 1 Teelöffel Sesamöl (optional, für zusätzlichen Geschmack)
- Salz und schwarzer Pfeffer, zu Geschmack
- 1/4 Teelöffel rot Reper -Flocken (optional , z Hitze)
- Frischer Koriander oder grün Zwiebeln , für Garnitur (optional)

Vorbereitung Anleitung

i. Erhitzen Sie die Olivenöl oder Sesamöl in einer großen Pfanne oder einem Wok bei mittlerer bis hoher Hitze. Fügen Sie die Hackfleisch und kochen , brechen es Teil mit einem Löffel, bis es ist gebräunt und gekocht durch , etwa 5-7 Minuten . Überschüssiges Wasser abgießen Fett, wenn nötig.

ii. Fügen Sie die geschnittene Zwiebel, den Knoblauch und das Paprikapulver (falls vorhanden) hinzu verwenden) zu die Pfanne mit dem Rindfleisch . 2-3 Minuten unter Rühren braten bis das Gemüse beginnen zu oft .

iii. Fügen Sie die zerkleinerten Kohl in die Pfanne geben . Gut umrühren zu vermischen und weitere 5-7 Minuten unter gelegentlichem Umrühren kochen , bis die Der Kohl ist zart , aber immer noch leicht scharf .

iv. Mischen Sie in einer kleinen Schüssel die Sojasauce (oder Kokosnussaminos) , Reisessig , Ingwer und Sesamöl (falls verwendet) . Gießen Sie die Sauce darüber die Rindfleisch und Kohl Mischung und umrühren um alles zu beschichten gleichmäßig . Mit Salz, Pfeffer und rotem Pfeffer würzen Flocken (falls verwendet) zu Geschmack .

v. Sobald der Kohl ist gekocht zu Ihr Geschmack und alles ist gut vermischt, vom Herd nehmen . Mit frischem Koriander garnieren oder grün Zwiebeln wenn Heiß servieren .

Nährwertangaben (ungefähr pro Portion)

Kalorien : 350

Kohlenhydrate: 15g

Ballaststoffe: 5 g

Protein : 30 g

Fett : 22g

Gesättigtes Fett: 9g

Natrium: 650 mg

27. Kichererbsen - Spinat-Curry

Vorbereitung Dauer : 10 Minuten

Koch Dauer : 25-30 Minuten

Gesamtzeit : 35-40 Minuten

Portionen : 4

Zutaten

- 1 Dose (15 Unzen) Kichererbsen, abgetropft und abgespült
- 4 Tassen frisch Spinat , gehackt (oder 1 Beutel von vorgewaschener Spinat)
- 1 Esslöffel lebendig Öl oder Kokosnuss Öl
- 1 mittel Zwiebel , gehackt

- 2 Knoblauchzehen, gehackt
- 1-Zoll-Stück frischer Ingwer, gerieben (oder 1 Teelöffel Boden Ingwer)
- 1 Dose (14,5 oz) gewürfelt Tomaten (oder frisch Tomaten , gehackt)
- 1/2 Tasse Kokosnuss Milch (Vollmilch oder Licht)
- 1 Esslöffel Currypulver
- 1 Teelöffel gemahlener Kurkuma
- 1/2 Teelöffel gemahlener Kreuzkümmel
- 1/2 Teelöffel gemahlener Koriander
- 1/4 Teelöffel sauren Reper (optional, für Hitze)
- Salz und schwarz , um Geschmack
- Frisch cilantro , für Garnierung (optional)
- 1 Esslöffel Zitrone Saft (optional , für Helligkeit)

Zubereitungsanleitung

i. Erhitzen Sie die Olivenöl (oder Kokosöl) in einer großen Menge rot über mittel Hitze . Fügen Sie die gehopst Zwiebel und sautiert 5-6 Minuten köcheln lassen , bis es weich wird und durchscheinend . Den gehackten Knoblauch und den geriebenen Ingwer dazugeben und für weitere 1–2 Minuten, bis es duftet.

ii. Rühren Sie die Currypulver , Kurkuma , Kreuzkümmel , Koriander, Cayenne- Pfeffer (falls verwendet), Salz und chef . Koch 1–2 Minuten lang , um die Gewürze zu rösten und ihr Aroma freizugeben .

iii. Gießen in die gewürfelte Tomaten (mit ihren Säfte) und Kokosnuss Milch . Gut umrühren , um kombinieren . Bringen die Mischung zum Köcheln bringen und 5-7 Minuten kochen lassen , dabei die Aromen zu melden .

iv. Die Kichererbsen und gehackten salz . Koch für eine Weitere 5-7 Minuten , bis die sprinach hat verwelkt und die Kichererbsen werden durchgewärmt.

v. Einmal ist alles kombiniert und gut durchgewärmt , vom Herd nehmen . Abschmecken und anpassen die Einwürzen mit mehr Salz , Pfeffer oder Preise nach Bedarf. Umrühren in der Zitronensaft , falls verwendet , für zusätzliche Helligkeit .

vi. Servieren die Curry auf einem Bett aus Quinoa , braunem Reis oder Salatkohlreis für eine kohlenhydratarme Variante . Garnieren Sie mit frischem cilantro , falls gewünscht.

Nährwertangaben (ungefähr pro Portion)

Kalorien: 280

Kohlenhydrate: 30g

Ballaststoffe: 10 g

Protein : 12 g

Fett : 14g

Gesättigtes Fett : 7 g

Natrium : 600 mg

28. Streusel und Feta Ausgestopft Pfeffer

Vorbereitungszeit : 10 Minuten

Kochzeit: 20-25 Minuten

Gesamtzeit : 30-35 Minuten

Portionen: 2

Zutaten

- 2 große Glocke Paprika (jede Farbe), halbiert und entkernt
- 1 Esslöffel Olivenöl
- 2 Tassen frisch gehackt
- 1/2 kleine Zwiebel, fein gehopst
- 1 Knoblauchzehe, gehackt
- 1/2 Tasse zerbröselt Feta Käse
- 1/4 Tasse gekochter Quinoa oder braun Reis (optional für zusätzliche Textur)
- 1/2 Teelöffel getrockneter Oregano
- Salz und schwarzer Pfeffer, nach Geschmack
- Frische Petersilie, für Garnierung (optional)

Vorbereitung Anleitung

i. Heizen Sie Ihr Ofen auf 190°C (375°F). Eine Auflaufform leicht mit Olivenöl einfetten Öl oder Kochspray.

ii. Ort die halbierten Paprikaschoten mit der Schnittseite nach oben in die Auflaufform vorbereitet .

iii. In einer Bratpfanne erhitzen das Olivenöl über mittel erhitzen . Die gehackte Zwiebel dazugeben und Knoblauch und sautiert für 3-4 Minuten, bis erweicht . Fügen Sie die Spinat hacken und weitere 2–3 Minuten kochen , bis er zusammenfällt . Mit Oregano , Salz und Pfeffer würzen .

iv. In einer Schüssel mischen die gekochte Spinatmischung mit geriebener Fetakäse und gekocht q uinoa oder braun Reis , wenn mit . Rühren gut zu kombinieren .

v. Spron die Die Mischung aus Spinat und Feta in jede Hälfte , drücken Sie es in zu füllen gleichmäßig .

vi. Legen Sie die gefüllten Paprikaschoten in den vorgeheizten Backofen und backen für 20-25 Minuten, oder bis die Pfefferkörner sind zart und die Füllung ist durchgewärmt .

vii. Garnieren mit frische Petersilie nach Belieben und warm servieren . Diese gefüllten Repper eignen sich hervorragend als eigenständiges Mittagessen oder kann mit einem Beilagensalat zu einem kompletten Mahlzeit .

Ernährung Informationen (ca pro Portion)

Kalorien: 200

Kohlenhydrate: 10g

Ballaststoffe: 4 g

Protein : 10 g

Fett: 12g

Gesättigtes Fett: 4g

Natrium : 400 mg

29. Gegrilltes Schweinefilet mit grünen Bohnen und Zerdrückt Blumenkohl

Zubereitungszeit: 15 Minuten

Koch Dauer : 25-30 Minuten

Gesamt Dauer : 40-45 Minuten

Portionen : 2

Zutaten

Für die Gegrilltes Schweinefilet :

- 1 Schweinefilet (ca. 1 Pfund)
- 1 Esslöffel Olivenöl
- 1 Teelöffel Knoblauch Pulver
- 1 Teelöffel getrockneter Rosmarin oder Thymian
- Salz und schwarz pepper , nach Geschmack

Für die grünen Bohnen:

- 1/2 Pfund frisch grün Bohnen , geputzt
- 1 Esslöffel Olivenöl

* 1 Knoblauchzehe , gehackt

* Salz und Schwarz würzig , nach Geschmack

* 1 Esslöffel Zitrone Saft (optional , für Helligkeit)

Für den Blumenkohlpüree :

* 1 kleiner Blumenkohlkopf , in Röschen

* 1-2 Esslöffel Olivenöl oder Butter

* 2 Esslöffel geriebener Parmesankäse (optional für den Geschmack)

* Salz und Schwarz , um Geschmack

* Frische Petersilie zum Garnieren (optional)

Vorbereitung Anleitung

i. Reiben Sie die pork Filetstück mit Olivenöl , Knoblauchpulver , Rosmarin (oder Thymian), Salz und perper . Lass es es 10–15 Minuten bei Raumtemperatur stehen lassen .

ii. Heizen Sie Ihren Grill auf mittlere bis hohe Hitze vor .

iii. In einem großen röte , bring Wasser zum Kochen bringen . Fügen Sie die Blumenkohl Röschen und Koch 8-10 Minuten oder bis sie weich sind , köcheln lassen . Gut abtropfen lassen . Den Blumenkohl in einen Mixer oder eine Küchenmaschine geben und lebendig Öl (oder Butter), Parmesan (falls verwendet), Salz und Pfeffer . Mischen , bis eine glatte Masse entsteht und cremig . Zur Seite stellen und warm halten .

iv. Platzieren Sie die pork Filet auf dem Grill und kochen für Etwa 15–20 Minuten wenden alle 5 Minuten , bis die Innentemperatur erreicht 145°F (63°C) für Medium. Vom Grill nehmen, locker mit Folie , und lass ausruhen für 5 Minuten vor dem Schneiden.

v. Während das Schweinefleisch wird gegrillt, erhitzt lebendig Öl in einer Bratpfanne bei mittlerer Hitze . Fügen Sie das Grün hinzu Bohnen dazugeben und 5-6 Minuten unter gelegentlichem Umrühren kochen . Hackfleisch dazugeben Knoblauch und weiter zu Koch für weitere 2-3 Minuten, bis die grünen Bohnen sind zart-crisp . Saison mit Salz , Pfeffer und ein Spritzer Zitronensaft , falls gewünscht .

vi. Scheibe das gegrillte Schweinefleisch Filetstück und servieren mit die Blumenkohlpüree und sautiert grün Bohnen . Garnieren Sie mit frischen Petersilie falls gewünscht.

Ernährung Informationen (ca per Portion)

Kalorien : 400

Kohlenhydrate : 12 g

Ballaststoffe : 5 g

Protein : 45 g

Fett : 20g

Gesättigt Fett : 5g

Natrium : 400 mg

30. Low Carb Auberginenparmesan

Vorbereitung Dauer : 15 Minuten

Kochzeit : 25-30 Minuten

Gesamtzeit: 40-45 Minuten

Portionen: 4

Zutaten

- 1 große Aubergine, in 1/2-Zoll- Runden geschnitten
- 1 Esslöffel Oliven Öl
- Salz und schwarzer Pfeffer nach Geschmack
- 1 Teelöffel italienisches Gewürz (oder eine Mischung von getrocknet Basilikum , Oregano und Thymian)
- 1 1/2 Tassen kohlenhydratarme Marinade Soße (ohne Zuckerzusatz)
- 1 1/2 Tassen geriebener Mozzarella- Käse
- 1/4 Tasse gerieben Parmesan Käse

- 1/4 Tasse frisch Basilikum Blätter , gehackt (optional , zum Garnieren)

Vorbereitungsanweisungen

i. Heizen Sie Ihren Backofen auf 400°F (200 °C) vor. die Aubergine Scheiben auf einem mit Backpapier ausgelegten mit Paket Papier . Beide Seiten der Scheiben bestreichen mit lebendig Öl und mit Salz, Pfeffer und Italienisch Einstufung

ii. Backen die Aubergine Scheiben für 15 Minuten, flirren auf halbem Weg, bis sie zart sind und leicht gebräunt.

iii. Eine dünne Schicht verteilen Marinarasoße in die unten eines Backens Gericht . Legen Sie eine Schicht gebackener Auberginenscheiben darauf und bestreuen Sie sie mit von Mozzarella Käse und Parmesan Käse . Fügen Sie einen anderen hinzu dünn Schicht aus Marinara Soße , dann wiederholen die Schichten bis alle Zutaten werden verwendet, abschließend eine Schicht von Käse oben drauf .

iv. Reduzieren Sie die Ofentemperatur auf 190°C (375°F) vorheizen und backen die zusammengesetzte Auberginen Parmesan für 20-25 Minuten, oder bis die Käse ist geschmolzen und sprudelnd .

v. Entfernen von die in den Ofen geben und einige Minuten abkühlen lassen . Mit frischem Basilikum garnieren . nach Belieben hinzufügen und warm servieren .

Nährwertangaben (Ungefähre Angaben pro Portion)

Kalorien : 250

Kohlenhydrate : 10 g

Ballaststoffe : 5 g

Protein : 15 g

Fett : 16g

Gesättigt Fett : 6g

Natrium : 500 mg

31. Gegrilltes Hähnchen mit Zitronen - Kräutern Geröstet Brüssel Sprossen

Zubereitungszeit : 15 Minuten (plus 15 Minuten Marinierungszeit)

Kochzeit: 25-30 Minuten

Gesamt Dauer : 40-45 Minuten

Portionen: 2

Zutaten

Für die Zitrone Kräuter Gegrillt Huhn :

- 2 Hähnchenbrüste ohne Knochen und Haut
- 2 Esslöffel Olivenöl
- Saft einer Zitrone (ca. 2 Esslöffel)

- 2 Teelöffel frischer Rosmarin, gehackt (oder 1 Teelöffel getrockneter Rosmarin)

- 1 Teelöffel frischer Thymian Blätter (oder 1/2 Teelöffel getrockneter Thymian)

- 2 Nelken Knoblauch , gehackt

- Salz und schwarzer Pfeffer, zu Geschmack

Für die Geröstet Brüssel Sprossen :

- 1/2 Pfund Rosenkohl, geputzt und halbiert

- 1 Esslöffel lebendig Öl

- Salz und schwarz pepper , nach Geschmack

- 1/4 Teelöffel Knoblauch Pulver

- 1/4 Teelöffel geräuchert paprika (optional, für zusätzlich Geschmack)

Vorbereitung Anleitung

i. In einer kleinen Schüssel Olivenöl , Zitrone Saft , Rosmarin , Thymian , Knoblauch , Salz und Schwarz Ort die Hähnchenbrüste in eine flache Schale oder einen wiederverschließbaren Tasche und die Marinade darübergießen . Mindestens 15 Minuten marinieren (oder nach oben bis 1 Stunde im Kühlschrank für mehr Geschmack) .

ii.   Während die Huhn ist marinieren , vorheizen Grill auf mittlere bis hohe Hitze .

iii.   Heizen Sie Ihren Backofen vor auf 200°C erhitzen. Den Rosenkohl in eine Schüssel geben und mit Olivenöl , Salz , schwarzer Pfeffer, Knoblauchpulver und geräuchert papika (wenn verwenden). Verteilen Sie sie in einer einzigen Schicht auf einem Backblech Blatt gefüttert mit Pergamentpapier .

iv.   Ort die Brüssel Sprossen in den vorgeheizten Backofen geben und 20-25 Minuten rösten , dabei nach der Hälfte der Zeit umrühren durch , bis sie zart sind und karamellisiert .

v.   Nehmen Sie das Huhn aus der Marinade und lassen Sie überschüssiges Wasser abtropfen. aus . Legen Sie das Huhn Brüste An die grillen und 5-7 Minuten garen per Seite , oder bis die Innentemperatur erreicht 165°F (74°C) und die Huhn ist nein länger rosa in der Mitte . Entfernen vom Grill und lass ausruhen für ein paar Minuten.

vi.   Scheibe die gegrilltes Hähnchen und servieren neben die gerösteter Rosenkohl . Garnitur mit zusätzlich frisch Kräuter wenn erwünscht .

Ernährung Informationen (ca pro Portion)

Kalorien : 350

Kohlenhydrate : 10 g

Ballaststoffe : 4 g

Protein : 30 g

Fett: 20g

Gesättigt Fett : 3g

Natrium: 400 mg

32. Rindfleisch und Gemüsepfanne

Zubereitungszeit: 15 Minuten

Koch Dauer : 10-12 Minuten

Gesamtzeit : 25–30 Minuten

Portionen: 4

Zutaten

- 1 Pfund Rinderfilet oder Flanksteak , dünn geschnitten
- 1 Esslöffel Olivenöl oder Sesamöl (aufgeteilt)
- 2 Tassen Brokkoliröschen
- 1 rote Glocke perper , dünn in Scheiben geschnitten
- 1 mittel Karotte , in Julienne- oder dünne Streifen geschnitten in Scheiben geschnitten
- 1 kleine Zucchini , in Scheiben geschnitten
- 3 grün Zwiebeln , gehackt
- 2 Knoblauchzehen , gehackt
- 1 Esslöffel frischer Ingwer, gerieben

Für das Pfannengericht Soße :

- 1/4 Tasse natriumarm soso Soße oder Tamari (für glutenfrei
)
- 1 Esslöffel Reisessig
- 1 Esslöffel Sesamöl
- 1 Esslöffel Wasser
- 1/2 Teelöffel Chiliflocken oder Sriracha (optional , für
  Hitze)
- 1 Teelöffel Maisstärke (optional , z dicker Soße)

Vorbereitungsanweisungen

i. In einem kleinen Schüssel , werfen die in Scheiben
   geschnitten Rindfleisch mit etwas Salz und Pfeffer. 5
   Minuten einwirken lassen , um Saison .

ii. In einer separaten Schüssel Sojasauce, Reisessig , Sesamöl ,
    Wasser, Chiliflocken (falls verwendet) und Maisstärke (
    falls verwendet) verquirlen . Zur Seite stellen .

iii. Esslöffel Öl in einem großen Topf erhitzen Bratpfanne oder
     im Wok bei mittlerer bis hoher Hitze . Das Rindfleisch in
     einer einzigen Schicht und Koch für 1-2 Minuten An jeder
     Seite bis gebräunt, aber nicht vollständig durchgegart . Das
     Rindfleisch auf einen Teller geben und beiseite stellen .

iv. Im das gleiche Pfanne , fügen Sie den Rest hinzu Öl . Fügen
    Sie die Brokkoli , Paprika Paprika , Karotten, Zucchini ,

Frühlingszwiebeln, Knoblauch und Ingwer . Pfannengerichte für 4-5 Minuten oder bis die Gemüse sind zart-knackig .

v. Rückkehr die Rindfleisch zum Bratpfanne . Gießen die Pfannensauce über das Rindfleisch und Gemüse , Rühren gut überziehen. Kochen für weitere 2-3 Minuten oder bis die Rindfleisch ist durchgegart und die Soße dickt leicht ein.

vi. Servieren die Pfannengerichte heiß , entweder allein oder über eine kleine Portion brauner Reis oder Blumenkohlreis für eine kohlenhydratarme Ernährung Option .

Nährwertangaben (ca per Portion)

Kalorien: 300

Kohlenhydrate: 10g

Ballaststoffe: 3g

Protein : 28 g

Fett : 15g

Gesättigt Fett : 3g

Natrium: 450 mg

33. Gebackener Tilapia mit Spinat und Pilze

Vorbereitung Dauer : 10 Minuten

Kochzeit : 20 Minuten

Gesamt Dauer : 30 Minuten

Portionen : 2

Zutaten

- 2 Tilari- Filets
- 2 Esslöffel Olivenöl , geteilt
- Salz und schwarzer Pfeffer, um Geschmack
- 1/2 Teelöffel Knoblauchpulver
- 1/2 Teelöffel Paprika
- 1 Esslöffel Zitronensaft
- 2 Tassen frischer Spinat
- 1 Tasse Champignons , in Scheiben geschnitten (z. B. Champignons oder Champignons)
- 1 Liebe Knoblauch , gehackt
- 1/4 Teelöffel rote Pfefferflocken (optional , für etwas Schärfe)
- Frische Petersilie , für Garnierung (optional)

Zubereitungsanleitung

i.   Vorheizen Heizen Sie Ihren Backofen auf 200 °C vor. Legen Sie die Tilapia- Filets auf ein Backblech . gefüttert mit Pergamentpapier oder leicht gefettet . 1 Esslöffel darüber träufeln von lebendig Öl über die Filets , dann bestreuen mit Salz, schwarzem Pfeffer, Knoblauch Pulver und Paprika . Sueeze Zitronensaft darüber die Filets für zusätzlichen Geschmack .

ii.   Backen die Tilaria in die im vorgeheizten Ofen für 12-15 Minuten oder bis Der Fisch ist opaмec und Flocken leicht mit einer Gabel .

iii. Während die Tilari ist Zum Backen den restlichen 1 Esslöffel erhitzen von lebendig Öl in einer Pfanne über mittel Hitze . Fügen Sie die gehackt Knoblauch und 1 Minute kochen lassen bis duftend . Fügen Sie die Pilze und Koch 3-4 Minuten unter ständigem Rühren gelegentlich , bis sie beginnen zu weich werden lassen . Spinat und Paprika dazugeben Flocken (falls verwendet) und kochen für weitere 2-3 Minuten bis die Die Spinatmasse ist welk . Mit Salz und schwarzem Pfeffer abschmecken .

iv.   Den gebackenen Tilapia auf einen Teller geben und es mit dem sautierten Spinat und Pilze. Garnitur mit frisch Petersilie wenn erwünscht .

Nährwertangaben (ungefähr pro Portion)

Kalorien: 250

Kohlenhydrate: 5g

Ballaststoffe : 2 g

Protein : 28 g

Fett: 14g

Gesättigtes Fett : 2 g

Natrium : 300 mg

34. Gegrillte Garnelen- Tacos mit Avocado Salsa

Vorbereitung Dauer : 15 Minuten

Kochzeit : 10 Minuten

Gesamtzeit : 25 Minuten

Portionen : 4 (ergibt 8 kleine Tacos)

Zutaten

Für die Gegrillte Garnelen:

- 1 Pfund große Garnelen , geschält und entdarmt
- 1 Esslöffel lebendig Öl
- 1 Teelöffel Chilipulver
- 1/2 Teelöffel gemahlener Kreuzkümmel

- 1/2 Teelöffel geräuchertes Aprika

- Salz und Schwarz pepper , nach Geschmack

- 1 Esslöffel frische Limette Saft

Für die Avocado- Salsa:

- 1 reife Avocado , gewürfelt

- 1/2 Tasse Kirschtomaten, gewürfelt

- 1/4 Tasse rote Zwiebel, fein gewürfelt

- 1/4 Tasse frischer Koriander , gehackt

- Saft von 1 Limette

- Salz und schwarz , um Geschmack

Für Montage :

- 8 kleine Maistortillas (kohlenhydratarm , wenn bevorzugt)

- Zerfetzt Müll oder Salat (für rennen)

- Frisch Cilantro und Limette Keile (zum Garnieren)

Vorbereitung Anleitung

i. In einem großen Schüssel , mischen Sie die Garnelen mit Olivenöl , Chilipulver, Kreuzkümmel , geräuchertem prika , Salz , schwarz pepper , und Limette Saft . Lassen Sie die Garnelen marinieren für 10 Minuten zu verbessern die Geschmack .

ii.   einer mittelgroßen Schüssel die gewürfelten Avocado ,
       Kirsche Tomaten , rot Zwiebel , Koriander und Limette Saft
       . Saison mit Salz und schwarzem zerkleinern und dann
       vorsichtig vermischen bis alles gut vermischt ist . Beiseite
       stellen .

iii.   Einen Grill oder Grill vorheizen pан über mittlere bis hohe
       Hitze. Platzieren die Garnelen auf dem Grillen und Kochen
       für 2-3 Minuten pro Seite, bis sie rosa und auffällig sind .
       Entfernen vom Grill und beiseite legen.

iv.   Die Maistortillas kurz auf dem Grill oder in einer trockenen
       Pfanne für etwa 30 Sekunden pro Seite, bis weich und
       biegsam.

v.   Fügen Sie zu jeder Tortilla eine kleine Menge von
       zerkleinertem Kohl oder Salat zum Knuspern . Top mit ein
       paar gegrillten Garnelen und ein Löffel von Avocado- Salsa.
       Garnieren mit frischen Koriander und servieren mit
       Limettenspalten auf die Seite .

Nährwertangaben (Ungefähre Menge pro Portion , 2 Tacos)

Kalorien : 300

Kohlenhydrate: 20g

Ballaststoffe: 5 g

Protein : 20 g

Fett : 15g

Gesättigtes Fett : 2 g

Natrium : 350 mg

35. Huhn und Gemüsespieße

Zubereitungszeit : 20 Minuten (plus 20 Minuten Marinierzeit)

Kochzeit : 10-12 Minuten

Gesamtzeit: 30-35 Minuten

Portionen: 4

Zutaten

- 1 Pfund ohne Knochen , ohne Haut Huhn Brust , Schnitt in 1-Zoll- Würfel
- 1 rot Paprika , geschnitten in 1-Zoll-Stücke
- 1 gelbe Glocke Zerkleinern , in 1-Zoll- Stücke schneiden
- 1 kleine Zucchini , in Scheiben geschnitten in 1/2-Zoll-Runden
- 1 rote Zwiebel , in 2,5 cm große Stücke geschnitten
- 1 Tasse Kirschtomaten
- 1 Esslöffel lebendig Öl
- Salz und Schwarz , um Geschmack
- 1 Teelöffel Knoblauch Pulver
- 1 Teelöffel getrocknet oregan

- 1/2 Teelöffel praikka

- 1 Esslöffel Zitronensaft

- Frische Petersilie oder cilantro , zum Garnieren (optional)

Hinweis: Sie werden Sie benötigen etwa 8-10 Spieße . Wenn Sie Holzspieße verwenden , weichen Sie diese ein in Wasser für 20 Minuten zu verhindern brennen .

Zubereitungsanleitung

i. In einer großen Schüssel vermischen die Olivenöl , Salz , schwarzer Pfeffer , Knoblauchpulver , Oregano , Paprika und Zitronensaft . Die Hähnchenstücke dazugeben und vermischen zu Überziehen . Für zusätzlichen Geschmack 15–20 Minuten marinieren .

ii. Das marinierte Huhn auffädeln , Paprika , Zucchini , rote Zwiebeln und Kirschtomaten abwechselnd auf die Spieße.

iii. Heizen Sie einen Grill oder eine Grillpfanne auf mittlere bis hohe Temperatur vor. Hitze . Leicht Ölen Sie die Roste ein, um ein Festkleben zu verhindern .

iv. Platzieren Sie die Spieße auf den Grill legen und 10-12 Minuten garen , dabei gelegentlich wenden , bis das Huhn ist durchgegart und hat schöne Grillstreifen . Das Huhn sollte eine intern Temperatur von 165°F (74°C).

v. Entfernen die Spieße von die grillen und mit frischer Petersilie garnieren oder Koriander, falls gewünscht . Servieren heiß und viel Spaß .

Nährwertangaben (ca pro Portion)

Kalorien : 220

Kohlenhydrate : 8 g

Ballaststoffe : 3 g

Eiweiß: 24g

Fett : 10g

Gesättigt Fett : 2g

Natrium : 300 mg

36. Spaghetti Südasien mit Puten- Bolognese

Vorbereitung Dauer : 15 Minuten

Koch Dauer : 45 Minuten

Gesamtzeit : 1 Stunde

Portionen : 4

Zutaten

Für den Spaghettikürbis :

- 1 mittelgroßer Spaghettikürbis
- 1 Esslöffel lebendig Öl

- Salz und Schwarz würzig , nach Geschmack

Für die Puten-Bolognese:

- 1 Esslöffel lebendig Öl

- 1 Pfund Putenhack (mageres oder extramager)

- 1 kleine Zwiebel, fein gewürfelt

- 2 Knoblauchzehen , gehackt

- 1 mittel Karotte , fein gewürfelt

- 1 Stiel Sellerie , fein gewürfelt

- 1 rote Glocke , gewürfelt

- 1 Dose (14 Unzen) gehackte Tomaten

- 1/4 Tasse Tomaten einfügen

- 1/2 Tasse natriumarmes Hühnerfleisch oder Gemüse Brühe

- 1 Teelöffel getrocknete Basilikum

- 1 Teelöffel getrocknetes Organo

- 1/2 Teelöffel getrocknet Thymian

- Salz und schwarzer Pfeffer, zu Geschmack

- Frisch Petersilie oder Basilikum für Garnitur (optional)

Vorbereitungsanweisungen

i. Vorheizen Heizen Sie Ihren Backofen auf 200 °C vor.
Schneiden Sie die Spaghetti in Scheiben. der Länge nach
halbieren und schöpfen Sie die Samen . Beträufeln Sie jede
Hälfte mit Olivenöl und Salz und schwarzem Pfeffer

bestreuen repr . Platzieren Sie den Kürbis Hälften Schnitt mit der Seite nach unten auf ein Backblech gefüttert mit Pergamentpapier .

ii. Backen in der vorgeheizte Backofen für 35-40 Minuten, bis das Fleisch ist zart und kann leicht mit einer Gabel zerkleinert werden . Sobald es fertig ist, lassen Sie es Einige Minuten abkühlen lassen , dann mit einer Gabel auskratzen die sü ... in „Nudeln". Set abgesehen davon .

iii. Während die Während des Backens 1 Esslöffel Olivenöl in einer großen Bratpfanne bei mittlerer Hitze erhitzen . Zwiebel , Knoblauch, Karotte , Sellerie und rote Paprika dazugeben Pfeffer . 5–7 Minuten anbraten oder bis das Gemüse weich ist .

iv. Fügen Sie hinzu Boden Truthahn zu die Bratpfanne, zerbrechen es mit einem Spatel auf . Kochen bis die Truthahn wird gebräunt und gekocht durch , ca. 5-6 Minuten. Saison mit Salz und schwarzem Pfeffer.

v. Die zerkleinerten Tomaten , Tomatenmark und Paste und Brühe . Fügen Sie die getrocknet Basilikum , Oregano und Thymian . Reduzieren Sie die Hitze zu niedrig , decken, und lass die Die Soße 15-20 Minuten köcheln lassen und dabei gelegentlich umrühren . Abschmecken und Passen Sie die Gewürze nach Bedarf an.

vi.   Die Spaghetti Suash „ Nudeln " auf Teller verteilen . Top jeweils mit einer großzügigen Portion von Truthahn Bolognese Soße . Mit frischem Petersilie oder Basilikum, wenn erwünscht .

Ernährung Informationen (ungefähr pro Portion)

Kalorien: 320

Kohlenhydrate : 20 g

Ballaststoffe: 7 g

Eiweiß: 30g

Fett : 12g

Gesättigtes Fett : 2 g

Natrium : 380 mg

37. Gebacken Lachs mit geröstetem Süßkartoffelpüree Kartoffeln und Brokkoli

Vorbereitung Dauer : 15 Minuten

Kochzeit : 30 Minuten

Gesamtzeit : 45 Minuten

Portionen : 4

Zutaten

Für den Lachs :

- 4 Lachsfilets (ca. 6 Unzen) jeder)
- 1 Esslöffel Olivenöl
- Salz und schwarzer Pfeffer, zu Geschmack
- 1/2 Teelöffel Knoblauch Pulver
- 1/2 Teelöffel praikka
- 1 Esslöffel Zitrone Saft
- Zitronenscheiben (für Garnitur)

Für die Geröstet Gemüse :

- 2 mittel süße Kartoffeln , geschält und gewürfelt
- 2 Tassen Brokkoliröschen
- 2 Esslöffel Olivenöl
- Salz und schwarzer Pfeffer, zu Geschmack
- 1/2 Teelöffel Knoblauchpulver
- 1/2 Teelöffel geräucherte Aprika (optional)

Vorbereitung Anleitung

i. Vorheizen Ihr Ofen auf 200°C vorheizen und eine große Backform damit Blatt mit Paket vorbereiten .

ii. In einem großen Schüssel , werfen Sie die süße Kartoffel Würfel mit 1 Esslöffel von Olivenöl , Salz , Schwarz Reper

, Knoblauchpulver und geräuchert praprika . Verteilen Sie sie gleichmäßig auf einer Seite des Backblech .

iii. Braten die Süßkartoffeln im Ofen für 15 Minuten .

iv. Während die Süßkartoffeln rösten , werfen die Brokkoli Röschen mit dem restlichen Esslöffel von lebendig Öl , Salz und schwarzen Pfeffer. Nach 15 Minuten die Brokkoli zu die andere Seite von das Backblech mit dem Süßkartoffeln und Braten für eine zusätzliche 10 Minuten.

v. Während das Gemüse röstet, bereiten Sie den Lachs vor . Legen Sie den Lachs Filets auf einer separaten Backplatte Blatt mit Pergament ausgelegt praparieren . Mit Olivenöl , dann mit Salz bestreuen , schwarz Reper , Knoblauchpulver , Aprrika und Zitrone Saft .

vi. Ort die Lachs in der Ofen neben dem Gemüse und 12-15 Minuten backen , oder bis die salmon heißt salmon und lässt sich leicht mit einer Gabel zerkleinern.

vii. Teller jeder Lachs Filet mit einer Portion von geröstet süß Kartoffeln und Brokkoli . Nach Belieben mit Zitronenscheiben garnieren .

Nährwertangaben (ca per Portion)

Kalorien: 450

Kohlenhydrate: 25g

Ballaststoffe: 6 g

Eiweiß: 30g

Fett : 25g

Gesättigt Fett : 4g

Natrium: 320 mg

38. Gegrilltes Hähnchen mit Quinoa und Gedämpft Spargel

Vorbereitung Dauer : 10 Minuten

Koch Dauer : 20 Minuten

Gesamtzeit: 30 Minuten

Portionen: 4

Zutaten

Für die Gegrilltes Hähnchen:

- 4 ohne Knochen und Haut Huhn Brüste (ca. 170 g pro Stück)
- 1 Esslöffel Olivenöl
- Salz und schwarzer Pfeffer nach Geschmack
- 1 Teelöffel Knoblauch Pulver
- 1 Teelöffel getrocknet oregan
- 1 Esslöffel frischer Zitronensaft

Für die Quinoa :

- 1 Tasse Quinoa, abgespült

- 2 Tassen natriumarmes Huhn oder Gemüse Brühe (oder Wasser)

- Salz, zu Geschmack

Für die Gedämpft Spargel :

- 1 Bund Spargel , geputzt

- Salz, soviel als nötig

- 1 Esslöffel lebendig Öl (optional)

- Frische Zitronenscheiben (zum Garnieren)

Vorbereitung Anleitung

i.   In einem mittelgroßen Topf das Huhn zum Kochen bringen oder Gemüsebrühe (oder Wasser) zum Kochen bringen. Die Gewürze dazugeben und eine Pinch von Salz . Reduzieren Sie die Hitze auf niedrig stellen , abdecken und immer noch für 15 Minuten oder bis die q uinoa ist zart und die Flüssigkeit wird absorbiert. Lockern Sie die q uinoa mit einer Gabel und setzen abgesehen davon .

ii. Vorheizen Ihr Grill oder Grillpfanne auf mittlere bis hohe Hitze stellen. Die Hähnchenbrüste mit lebendig Öl , dann mit Salz, schwarzem Reper , Knoblauchpulver, Organo und Zitronensaft .

iii. Grillen Sie die Hähnchen für 6-7 Minuten pro Seite oder bis es eine Temperatur von intern Temperatur von 165°F (74°C) und ist vollständig gegart. Vom Grill nehmen und lass es ruhen Sie sich ein paar Minuten vor dem Schneiden .

iv. Während das Huhn grillt , dünsten Sie den Spargel. Bringen Sie einen Topf von Wasser zum Kochen bringen und die Spargel im Dampfgarer Korb . 4-5 Minuten dämpfen oder bis der Spargel ist zart aber trotzdem crisper . Alternativ können Sie kann Den Spargel dämpfen in der Mikrowelle mit einem Esslöffel Wasser in einem mikrowellengeeigneten Gerät Gericht , abgedeckt 2–3 Minuten lang .

v. Servieren Sie das gegrillte Hähnchen zusammen mit einer Portion q uinoa und gedünsteter Spargel. Mit lebendig Öl An der Spargel, wenn und garnieren mit Zitrone Keile für einen frischen, echten Geschmack.

Nährwertangaben (ca per Portion)

Kalorien: 350

Kohlenhydrate: 30g

Ballaststoffe : 5 g

Protein : 40 g

Fett: 15g

Gesättigt Fett : 2g

Natrium : 300 mg

39. Gefüllte Paprika mit Boden Türkei und Blumenkohlreis

Vorbereitung Dauer : 15 Minuten

Koch Dauer : 30 Minuten

Gesamt Dauer : 45 Minuten

Portionen : 4

Zutaten

Für die Ausgestopft Pfeffer :

- 4 große Glocke Peпpes (jeder Farbe)
- 1 Pfund Boden Truthahn (mager oder extra mager)
- 1 kleine Zwiebel , fein gehopst
- 2 Knoblauchzehen , gehackt
- 1 Tasse Blumenkohl Reis (frisch oder gefroren)
- 1 Dose (14,5 oz) gewürfelte Tomaten (natriumarm)
- 1 Teelöffel Boden Kreuzkümmel
- 1 Teelöffel getrocknet oregan
- 1/2 Teelöffel praikka
- Salz und schwarz , um Geschmack
- 1/4 Tasse frisch Petersilie oder cilantro , gehackt (optional)

Für Topping (optional):

- 1/4 Tasse gerieben Käse (Cheddar , Mozzarella oder Parmesan)

Vorbereitung Anleitung

i. Vorheizen die Ofen auf 190°C (375°F). Schneiden Sie die rundet das Glocke rühmen und entfernen die Samen und Membranen. Platzieren die rühmen in einer Backform Gericht , schneiden Seite oben . Einstellen abgesehen davon.

ii. In einem großen In der Pfanne 1 Esslöffel Oliven erhitzen Öl bei mittlerer Hitze . Die gehackte Zwiebel hinzufügen und Knoblauch hinzufügen und 3–4 Minuten anbraten bis erweicht . Fügen Sie die Boden Truthahn , brechen es Teil mit einem Löffel. Kochen bis gebräunt und gekocht durch , etwa 5-6 Minuten .

iii. Bei Verwendung frisch Blumenkohl Reis , Hülsenfrüchte die Blumenkohl Röschen in einem Lebensmittel Prozessor bis es ähnelt reisgroß Preise . Bei Verwendung gefroren Blumenkohl Reis , einfach auftauen und abtropfen lassen irgendein Überschuss Feuchtigkeit . Fügen Sie die Blumenkohl Reis zu die Bratpfanne mit die Boden Türkei und Koch 2-3 Minuten unter Rühren gelegentlich .

iv. Umrühren in die gewürfelten Tomaten (mit ihre Säfte), Kreuzkümmel , Organo , Paprika, Salz und schwarzer

Pfeffer. Lassen Sie die Mischung immer noch für 5-7 Minuten bis es verdickt sich und die Aromen melden zusammen .

v.   Spron der Truthahn und Blumenkohl Reis Mischung in die ausgehöhlt Glocke drücken . sanft zu packen Füllung in . Bei Bedarf etwas darüber streuen geschreddert Käse An nach oben von jeder ausgestopft perper .

vi.   Bedecken Sie die Backen Gericht mit Folie und backen im vorgewärmt Ofen für 25-30 Minuten oder bis die Paprika sind zart . Bei Verwendung Käse , aufdecken die rühmen während die letzte 5 Minuten von Backen zu erlauben die Käse zu schmelzen und braun .

vii.   Garnitur mit gehopst Petersilie oder silantro vorher Servieren und Genießen Ihr gesunde , kohlenhydratarme gefüllte Paprika.

Nährwertangaben (ca per Portion)

Kalorien : 300

Kohlenhydrate : 20 g

Ballaststoffe : 7 g

Eiweiß: 28g

Fett : 15g

Gesättigt Fett : 4g

Natrium : 350 mg

40. Putenfleischbällchen mit Zucchini- Nudeln

Vorbereitung Dauer : 15 Minuten

Kochzeit : 25 Minuten

Gesamt Dauer : 40 Minuten

Portionen : 4

Zutaten

Für die Türkei Fleischbällchen :

- 1 Pfund Boden Truthahn (mager oder extramager)
- 1/4 Tasse Mandelmehl (oder Semmelbrösel)
- 1/4 Tasse gerieben Parmesan Käse
- 1 große Ei
- 2 Knoblauchzehen , gehackt
- 1 Teelöffel getrockneter Oregano
- 1 Teelöffel getrocknetes Basilikum
- Salz und schwarz , um Geschmack
- 1 Esslöffel Oliven Öl (für Kochen)

Für die Zucchini Nudeln:

- 4 mittel Zucchini

* 1 Esslöffel lebendig Öl

* Salz und Schwarz pepper , nach Geschmack

* 1/2 Teelöffel Knoblauchpulver (optional)

Für die Marinara -Sauce (optional):

* 1 Glas (ca. 24 oz) zuckerfreie Marinara - Sauce (oder hausgemacht)

Vorbereitungsanweisungen

i. Mit einem Spiralschneider können Sie aus den Zucchini-Nudeln Zucchini-Nudeln herstellen . Alternativ können Sie Verwenden Sie einen Gemüseschäler , um lange Streifen zu schneiden . die Zucchini- Nudeln in ein Sieb geben und mit etwas Salz und lass sie es um Überschuss freizugeben Feuchtigkeit während der Zubereitung Fleischbällchen .

ii. In einem großen Mischschüssel , mischen Sie das gemahlene Truthahn , Mandelmehl (oder Paniermehl), Parmesankäse , Ei, gehackter Knoblauch, Oregano , Basilikum , Salz und schwarzer Pfeffer. Mischen Sie die Zutaten zusammen bis gut kombiniert .

iii. Verwendung Ihr Hände zu bilden die Truthahn Mischung hinein Fleischbällchen , etwa 1,5 Zoll in Durchmesser . Dies sollte machen ca. 16 Frikadellen .

iv. 1 Esslöffel Olivenöl erhitzen in einer großen Pfanne über mittel Hitze . Fügen Sie die Fleischbällchen in Portionen , 6-8 Minuten garen , wenden sie sanft von allen Seiten bräunen , bis alles durchgegart ist und sie erreichen eine Innentemperatur von 165°F (74 °C). Entfernen Sie die Fleischbällchen von die Pfanne und beiseite stellen.

v. In die gleiche Pfanne geben Sie 1 Esslöffel lebendig Öl und anbraten Zucchini Nudeln bei mittlerer Hitze 2-3 Minuten lang , bis nur zart aber trotzdem leicht knusprig . Sie können streuen mit Knoblauch Pulver , Salz und schwarzer Pfeffer für zusätzlich Geschmack .

vi. Bei Verwendung von Marinara Soße , warm es in einem kleinen Topf bei mittlerer Hitze Hitze bis beheizt durch .

vii. Teilen Sie die Zucchini - Nudeln zwischendurch Teller , oben mit die Putenfleischbällchen und Löffel auf der Marinara Soße über die oben (falls verwendet). Mit extra garnieren Parmesankäse oder frische Kräuter wenn erwünscht .

Nährwertangaben (ungefähr pro Portion)

Kalorien: 330

Kohlenhydrate : 12 g

Ballaststoffe : 4 g

Protein : 35 g

Fett : 18g

Gesättigte Fettsäuren: 5 g

Natrium: 600 mg

41. Zucchini - Nudeln mit Garnelen und Knoblauchbutter

Vorbereitungszeit: 10 Minuten

Kochzeit : 10 Minuten

Gesamt Dauer : 20 Minuten

Portionen: 4

Zutaten

Für die Zucchini -Nudeln:

- 4 mittel Zucchini
- 1 Esslöffel lebendig Öl
- Salz und schwarzer Pfeffer, zu Geschmack
- 1/2 Teelöffel Knoblauchpulver (optional)

Für die Garnelen- und Knoblauchbutter :

- 1 Pfund groß Garnelen , geschält und entdarmt
- 3 Esslöffel ungesalzen Butter
- 4 Knoblauchzehen, gehackt
- 1/4 Teelöffel rot rüper Flocken (optional)
- 1 Esslöffel frische Zitrone Saft

- Salz und schwarzer Pfeffer nach Geschmack
- Frische Petersilie, gehackt (zum Garnieren)

Vorbereitung Anleitung

i. Verwenden Sie einen Spritzbeutel um die Zucchini in Nudeln zu verwandeln . Alternativ können Sie ein Gemüse verwenden reifen zu machen lang Streifen . Platzieren die Zucchini -Nudeln in einer Schüssel , bestreuen mit Salz und lass sie es für ca. 10 Minuten zu Veröffentlichung Überschuss Feuchtigkeit . Sanft klopfen die Nudeln mit einem Raspel trockenreiben Handtuch .

ii. In einem großen Bratpfanne , Butter schmelzen über mittelhoch Hitze . Fügen Sie die Garnelen und würzen mit Salz , schwarzer Pfeffer und rote Pfefferflocken (wenn verwenden). 2-3 Minuten kochen lassen auf jeder Seite, oder bis die Garnelen sind Tinte und undurchsichtig. Den gehackten Knoblauch dazugeben und Koch für weitere 30 Sekunden , bis duftend . Zitrone unterrühren Saft .

iii. In einer separaten Pfanne 1 Esslöffel erhitzen von lebendig Öl bei mittlerer Hitze erhitzen . Zucchininudeln dazugeben und Koch 2-3 Minuten schwenken , gelegentlich , bis sie sind leicht zart, aber immer noch fest . Sie Sie können sie mit Knoblauch bestreuen Pulver für zusätzliche Geschmack .

iv.   Einmal die Garnelen sind fertig , hinzufügen die Zucchini Nudeln zum Pfanne mit dem Garnelen und Knoblauchbutter. Alles gut vermischen , damit die Nudeln darin die Knoblauchbutter und Garnelen Säfte . Kochen für weitere 1-2 Minuten , damit sich die Aromen entfalten können zu melden .

v.   Die Zucchini auf einen Teller geben Nudeln mit Garnelen und Knoblauchbutter und Garnitur mit frisch gehackte Petersilie . Sofort servieren mit Zitrone Keile An die Seite für zusätzlich Geschmack .

Nährwertangaben (ungefähr pro Portion)

Kalorien : 250

Kohlenhydrate : 10 g

Ballaststoffe : 4 g

Protein : 30 g

Fett: 14g

Gesättigt Fett : 7g

Natrium: 550 mg

42. Blumenkohl Kruste Pizza mit Gemüse und Hähnchen

Vorbereitungszeit : 20 Minuten

Kochzeit : 25 Minuten

Gesamtzeit : 45 Minuten

Portionen : 4

Zutaten

Für die Blumenkohlkruste :

- 1 mittel Blumenkohl (ca. 4 Tassen gereist Blumenkohl)
- 1 große Ei
- 1/2 Tasse gerieben Mozzarella- Käse
- 1/4 Tasse geriebener Parmesan Käse
- 1/2 Teelöffel Knoblauch Pulver
- 1/2 Teelöffel getrocknet oregan
- Salz und schwarzer Pfeffer nach Geschmack

Für den Belag :

- 1/2 Tasse gekochte Hühnerbrust , zerkleinert oder gewürfelt
- 1/2 Tasse Glocke Paprika , dünn geschnitten
- 1/2 Tasse rote Zwiebel , dünn geschnitten
- 1/2 Tasse Champignons , in Scheiben geschnitten
- 1/2 Tasse gehackte Salzstreusel
- 1/4 Tasse Marinara Sauce (zuckerfrei oder selbst gemacht)

- 1/2 Tasse geriebener Mozzarella- Käse (zum Garnieren)
- 1/4 Teelöffel getrocknetes Basilikum (optional)

Vorbereitungsanweisungen

i. Den Backofen auf 220 °C (425 °F) vorheizen . Ein Backblech mit Backpapier auslegen oder leicht einfetten .

ii. Zerkleinern Sie den Blumenkohl , indem Sie die Röschen in einer Küchenmaschine zerkleinern , bis Sie ähneln reisgroßen Stücken . Mikrowelle Den geriebenen Blumenkohl 5-7 Minuten garen , bis er weich ist . Etwas abkühlen lassen , dann in ein sauberes Küchentuch legen und ausrollen . aus als viel Feuchtigkeit wie möglich.

iii. In einer Schüssel den Reis vermischen Tomatenmark , Ei, Mozzarella , Parmesan , Knoblauchpulver , Oregano, Salz und schwarz Perper . Mischen bis gut kombiniert.

iv. Übertragung die Blumenkohl Teig auf die vorbereitet Backen Blatt und formen Sie es in eine runde Pizzakruste , etwa 1/4 Zoll dick . Drücken Sie mit den Händen oder einem Spatel nach unten drücken . Backen in im vorgeheizten Ofen für 15-20 Minuten oder bis die Kruste ist golden braun und Firma .

v. Während die Kruste ist Backen, Vorbereiten die Beläge . Kochen die Hähnchenbrust (wenn nicht bereits gekocht), dann zerkleinern oder würfeln . Paprika , Zwiebel und Pilze in Scheiben schneiden und hacken der Spinat.

vi.   Auf der Kruste ist fertig , dünn verteilen Schicht Marinarasoße über die oben . Gleichmäßig verteilen zerkleinertes Hühnerfleisch, Paprika, Zwiebeln , Pilze und sprinach über der Pizza . Streuen der geriebene Mozzarella Käse oben drauf .

vii.   Bringen Sie die Pizza zurück zu den Ofen und backen für weitere 8-10 Minuten oder bis der Käse geschmolzen und sprudelnd ist . Wenn Sie möchten , streuen Sie etwas getrocknetes Basilikum darüber die nach oben vorher Servieren .

viii.   Erlauben die Pizza zu Schule für ein paar Minuten vorher in Scheiben schneiden und servieren. Guten Appetit !

Nährwertangaben (ungefähr per Portion)

Kalorien : 280

Kohlenhydrate: 15g

Ballaststoffe : 5 g

Protein : 25 g

Fett : 16g

Gesättigt Fett : 7g

Natrium: 520 mg

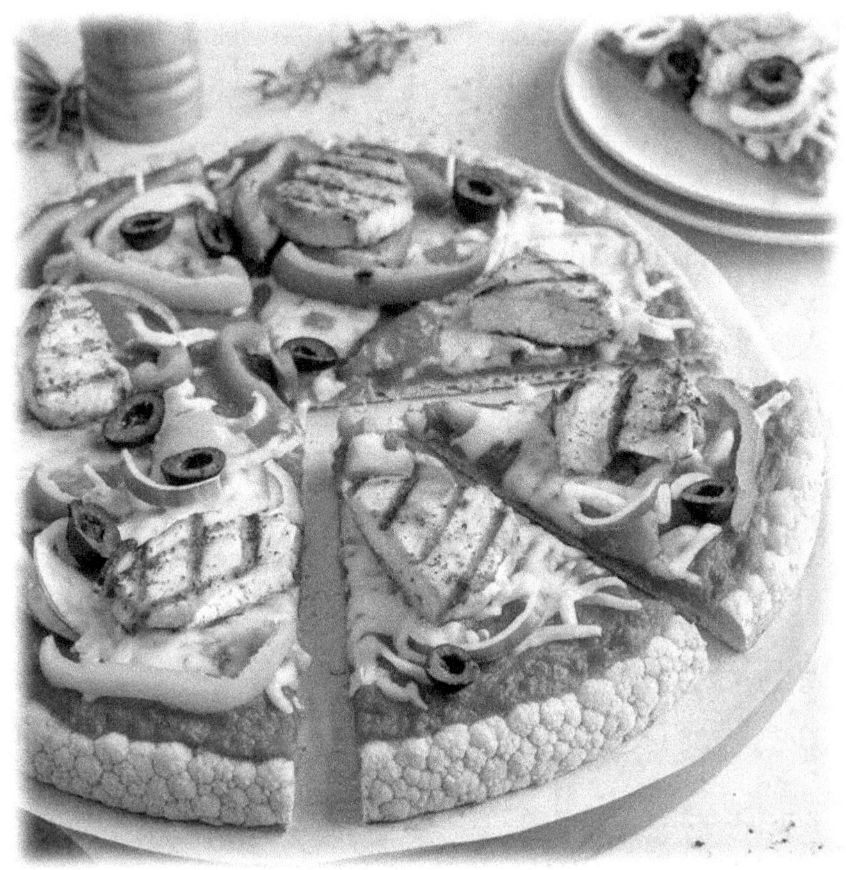

43. Apfel Scheiben mit Mandelbutter

Zubereitungszeit : 5 Minuten

Koch Zeit : 0 Minuten

Gesamt Dauer : 5 Minuten

Portionen : 2

Zutaten :

- 1 großer Apfel (beliebig Vielfalt du bevorzugen , so als Oma Smith oder Fuji)
- 2 Esslöffel Mandelbutter (ungesüßt)
- Eine Prise Zimt (optional)

Zubereitungsanleitung:

i. Kern und Den Apfel in Stücke schneiden dünn Keile oder Ringe . Auf einem Teller anrichten .

ii. Spron Mandel Butter in eine kleine Schüssel oder direkt auf die Apfelscheiben .

iii. Wenn gewünscht , streuen Sie eine Prise Zimt über die Apfelscheiben für zusätzliche Geschmack .

iv.   Genießen Sie diesen knusprigen, cremigen und sättigenden
       Snack!

Ernährung Informationen (ca pro Portion)

Kalorien : 180

Kohlenhydrate: 20g

Ballaststoffe: 4 g

Protein : 4 g

Fett: 12g

Gesättigtes Fett: 1g

Natrium: 0mg

44. Griechisch Joghurt mit Walnüsse und Zimt

Vorbereitung Dauer : 5 Minuten

Koch Zeit : 0 Minuten

Gesamt Dauer : 5 Minuten

Portionen : 1

Zutaten:

- 1 Tasse griechischer Naturjoghurt (ungesüßt)
- 1/4 Tasse Walnüsse, gehackt
- 1/2 Teelöffel gemahlen Zimt

- Ein Spritzer Honig oder Stevia (optional)

Zubereitungsanleitung:

i. Spron die Griechisch Joghurt in eine Schüssel.

ii. Nach oben die Joghurt mit gehopst Walnüsse für eine knusprige Textur .

iii. Streuen Sie gemahlenen Zimt gleichmäßig darüber die Joghurt und Walnüsse. Sie kann anpassen die Zimtmenge nach Geschmack.

iv. Wenn Sie Wenn Sie es lieber etwas süßer mögen , träufeln Sie eine kleine Menge Honig darüber oder ein paar Tropfen Stevia darüber . Seien Sie achtsam von die Menge, die man behalten muss es wenig Kohlenhydrate .

v. Mischen alles zusammen oder genieße es so wie es ist !

Ernährung Informationen (ca per Portion)

Kalorien : 230

Kohlenhydrate: 10g

Ballaststoffe: 4 g

Protein : 20 g

Fett: 16g

Gesättigtes Fett: 2g

Natrium: 50 mg

45. *Gurke und Hummus Bisse*

Vorbereitungszeit: 5 Minuten

Kochzeit : 0 Minuten

Gesamtzeit: 5 Minuten

Portionen : 2

Zutaten :

- 1 mittel Gurke
- 1/4 Tasse Hummus (gekauft) oder hausgemacht)
- Frische Petersilie (optional, zum Garnieren)
- Eine Prise Paprika oder schwarzer Repper (optional)

Zubereitungshinweise :

i. in Scheiben schneiden dünn Rund , etwa 1/4 Zoll dick .

ii. Platziere einen Doller von Hummus An nach oben von jede Gurkenscheibe . Du kannst Verwenden Sie einen Löffel oder zieh es an für eine sauberere Präsentation.

iii. Eventuell etwas Aprikose oder Schwarz darüber streuen rüper An nach oben für hinzugefügt Geschmack . Garnitur mit frische Petersilie für einen Hauch von Farbe.

iv. Anordnen die Gurken - Hummus- Häppchen auf einem Teller und Genießen sofort .

Ernährung Informationen (Ungefähre Angaben pro Portion)

Kalorien: 150

Kohlenhydrate: 10g

Ballaststoffe : 3 g

Protein : 4 g

Fett: 12g

Gesättigt Fett : 2g

Natrium: 220 mg

46. Hartgekochte Eier mit Avocado

Vorbereitung Dauer : 10 Minuten

Koch Dauer : 10 Minuten

Gesamtzeit : 20 Minuten

Portionen : 2

Zutaten :

- 2 große Eier
- 1 reife Avocado
- Salz und schwarz pepper , nach Geschmack
- 1 Teelöffel Olivenöl (optional)
- Rot rüper Flocken oder paprika (optional, für Garnitur)

Zubereitungsanleitung :

i. Legen Sie die Eier in einen Topf und abdecken mit kaltes Wasser. Bei mittlerer bis hoher Hitze zum Kochen bringen. Sobald das Wasser kocht , den Topf mit einem Deckel abdecken , herausnehmen von erhitzen und lassen die Eier 10-12 Minuten stehen lassen . Danach die Eier in eine Schüssel geben von es Wasser einige Minuten abkühlen lassen. Die Eier einmal schälen gekühlt .

ii. Während die Eier abkühlen , schneiden Sie die Avocado in Hälfte , entfernen die Drücken Sie es hinein und löffeln Sie das Fruchtfleisch heraus . Schneiden Sie die Avocado in Scheiben oder Maische es , abhängig von Ihre Präferenz.

iii. Scheibe die abgestuft Eier in halbieren oder in Scheiben schneiden. Auf einem Teller anrichten und mit Avocadoscheiben oder einem Löffel von zerstampft Avocado .

iv. Bestreuen mit Salz und schwarz rüper zu Geschmack . Wenn gewünscht , beträufeln Sie mit Olivenöl für zusätzlich gesunde Fette und Garnitur mit rot rüper Flocken oder praikka für hinzugefügt Geschmack .

v. Genießen sofort .

Ernährung Informationen (ca pro Portion)

Kalorien: 280

Kohlenhydrate : 10 g

Ballaststoffe : 7 g

Eiweiß: 15g

Fett : 23g

Gesättigtes Fett : 4 g

Natrium: 140 mg

47. Geröstete Kichererbsen

Vorbereitungszeit: 10 Minuten

Koch Dauer : 30-40 Minuten

Gesamt Dauer : 40-50 Minuten

Portionen : 4

Zutaten :

- 1 Dose (15 oz) Kichererbsen , abgetropft und abgespült (oder 1 1/2 Tassen gekochte Kichererbsen)
- 1 Esslöffel Olivenöl
- 1/2 Teelöffel gemahlener Kreuzkümmel (optional)
- 1/2 Teelöffel Paprika (optional)
- 1/4 Teelöffel Knoblauch Pulver
- 1/4 Teelöffel Salz
- 1/4 Teelöffel schwarz rüper

- 1/2 Teelöffel getrocknet Rosmarin oder Thymian (optional)

Vorbereitung Anleitung :

i. Heizen Sie Ihr Ofen bis 400°F (200°C) und Ein Backblech auslegen mit Pergamentpapier .

ii. Abfluss und Die Kichererbsen gut abspülen . sie Mit einem sauberen Handtuch oder Schaber trocknen Handtücher, um so viel Feuchtigkeit wie möglich zu entfernen . Das hilft ihnen, knusprig zu werden während Rösten .

iii. Legen Sie die Kichererbsen in eine Schüssel und werfen sie mit Olivenöl , Kreuzkümmel, Paprika, Knoblauchpulver , Salz , schwarzer Pfeffer und alle optionalen Gewürze, die Sie mögen (wie Rosmarin oder Thymian). Gut umrühren zu Mantel die Kichererbsen gleichmäßig verteilen .

iv. Verbreiten die gewürzten Kichererbsen in einer einzigen Schicht auf dem vorbereitet Backen Blech . 30-40 Minuten rösten , dabei schütteln die Pfanne zur Hälfte durch die Kochzeit . Überprüfen Sie sie etwa 25 Minuten und entfernen Sie alle habe bereits werde knusprig . Weiter rösten bis die Kichererbsen sind goldbraun und scharf .

v. Lass die geröstet Kichererbsen abkühlen lassen Backen Blatt für ein paar Minuten. Sie werden weitermachen um knusprig zu werden , wie sie kalt . Sofort servieren oder In einem luftdichten Behälter aufbewahren für bis zu bis 1 Woche .

Nährwertangaben (Ungefähre Angaben pro Portion)

Kalorien : 160

Kohlenhydrate: 24g

Ballaststoffe : 6 g

Protein : 8 g

Fett : 6g

Gesättigtes Fett: 1g

Natrium: 200 mg

48. Karotte und Gurke Sticks mit Guacamole

Vorbereitungszeit: 10 Minuten

Kochzeit: 0 Minuten

Gesamtzeit : 10 Minuten

Portionen : 2

Zutaten :

Für die Gemüsesticks:

- 2 mittelgroße Karotten
- 1 mittel Gurke

Für die Guacamole :

- 1 reife Avocado
- 1 Esslöffel Limette Saft (frisch verlesen)
- 1/4 kleine rote Zwiebel , fein gehackt
- 1 kleine Knoblauchzehe , gehackt
- 1 kleine Tomate , gewürfelt
- Salz und schwarzer Pfeffer , je nach Geschmack
- Frischer Koriander (optional), gehackt

Zubereitungsanleitung :

i. Schälen die Karotten (optional) und Schnitt sie hinein Stöcke etwa 3–4 Zoll lang. Scheibe die Gurke hinein Stäbchen oder Rundungen , je nachdem An Ihre Präferenz.

ii. In einer Schüssel die Avocado zerdrücken mit einer Gabel glatt rühren , dabei einige Brocken auf Wunsch. Fügen Sie den Limettensaft , die rote Zwiebel , den Knoblauch und die Würfel hinzu Tomate . Umrühren kombinieren . Saison mit Salz und schwarz rüper zu Geschmack . Wenn Sie möchten, fügen Sie ein wenig frisches Cilantro für zusätzliche Geschmack .

iii. Anordnen die Karotte und Gurkensticks auf einem Teller anrichten und servieren mit einer großzügigen Portion Guacamole auf die Seite zum Eintauchen.

Ernährung Informationen (ungefähr pro Portion)

Kalorien: 220

Kohlenhydrate: 18g

Ballaststoffe : 10 g

Protein : 3 g

Fett : 18g

Gesättigtes Fett: 3g

Natrium : 150 mg

49. Käse und Truthahn-Roll-Ups

Zubereitungszeit : 5 Minuten

Koch Zeit : 0 Minuten

Gesamt Dauer : 5 Minuten

Portionen: 2

Zutaten :

- 4 Scheiben Putenaufschnitt Brust (vorzugsweise natriumarm und nitratfrei)
- 2 Scheiben Käse (z. B. Schweizer Käse , Cheddar usw.) Mozzarella)

- 1-2 Teelöffel Senf oder Mayonnaise (optional , für zusätzlichen Geschmack)
- Frisch Kräuter oder sprinach Blätter (optional, für extra lauf und Ernährung)

Vorbereitung Anleitung :

i. Lay die Truthahn Scheiben flach auf eine saubere Oberfläche . Legen Sie eine Scheibe Käse auf jede Putenscheibe. Wenn Sie wie , Sie können füge ein kleines hinzu verbreiten von Senf oder Mayonnaise zu jeder Scheibe von Truthahn für zusätzlichen Geschmack .

ii. Vorsichtig aufrollen jeder Truthahn Scheibe mit dem Käse innen . Wenn gewünscht , können Sie auch ein Spinatblatt hinzufügen oder ein paar frische Kräuter wie Basilikum für etwas mehr Knusprigkeit und Geschmack.

iii. Ordnen Sie die Rollups auf einem Teller und Als Schneller sofort genießen Snack oder leichte Mahlzeit .

Ernährung Informationen (Ungefähre Angaben pro Portion)

Kalorien : 180

Kohlenhydrate : 1g

Ballaststoffe: 0g

Protein : 22 g

Fett: 10g

Gesättigte Fettsäuren: 5 g

Natrium: 600 mg

50. Chia Samen Pudding mit Beeren

Zubereitungszeit : 5 Minuten

Kühlung Dauer : 2-4 Stunden oder über Nacht

Gesamtzeit : 5 Minuten (zzgl . Kühlung)

Portionen : 2

Zutaten :

- 3 Esslöffel chia Samen
- 1 Tasse ungesüßte Mandelmilch (oder irgendein Milch von dir Auswahl)
- 1 Teelöffel Vanilleextrakt (optional)
- 1/2 Teelöffel Zimt (optional)
- 1-2 Teelöffel Süßstoff von Wahl (Stevia, Mönchsfrucht oder Honig , optional)
- 1/2 Tasse gemischt Beeren (wie B. Erdbeeren, Blaubeeren , Himbeeren oder Brombeeren)

Zubereitungsanleitung :

i. In einem Medium Schüssel oder Glas , kombinieren Sie die Chiasamen , Mandelmilch , Vanille Extrakt , Zimt (falls verwendet) und Süßstoff (wenn verwenden). Gut umrühren, um Sicherheit die Chiasamen sind gleichmäßig verteilt .

ii. Bedecken Sie die Schüssel oder das Glas und stellen Sie sie für mindestens mindestens 2-4 Stunden oder über Nacht . Die Chiasamen wird die Flüssigkeit aufnehmen und zu einer puddingartigen Masse verdicken Konsistenz . Einmal umrühren oder zweimal während die zuerst Stunde, um ein Verklumpen zu verhindern .

iii. Einmal die Pudding hat eingedickt ist , verteilen Sie es auf Servierschüsseln . Top mit gemischt frisch Beeren kurz vor dem Servieren .

iv. Gekühlt genießen .

Nährwertangaben (ungefähr per Portion)

Kalorien : 180

Kohlenhydrate: 16g

Ballaststoffe : 10 g

Eiweiß: 5g

Fett: 10g

Gesättigtes Fett: 1g

Natrium: 40 mg

51. Edamame mit Meersalz

Zubereitungszeit : 5 Minuten

Koch Dauer : 5-7 Minuten

Gesamtzeit : 10-12 Minuten

Portionen : 2

Zutaten:

- 1 Tasse gefrorene Edamame (in der pod)
- 1/2 Teelöffel Meersalz (oder nach Geschmack)
- Wasser zum Kochen

Zubereitungshinweise :

i. Einen Topf Wasser zum Kochen bringen über hoch erhitzen . Gefrorene Edamame und Kochen 5-7 Minuten, bis es weich und erhitzt ist durch . Sie können auch folgen die Paket Anleitung wenn sie sich geringfügig unterscheiden .

ii. Abfluss die edamame in einem Küchenschrank und sofort Übertragung in eine Servierschüssel geben . Mit Meer Salz zu Probieren . Werfen gleichmäßig verteilen .

iii. Servieren Sie edamame warm , und genießen! Sie können ro die Bohnen aus von die pod wie du essen .

Nährwertangaben (ca per Portion)

Kalorien : 150

Kohlenhydrate: 14g

Ballaststoffe: 6 g

Protein : 12 g

Fett : 7g

Gesättigt Fett : 1g

Natrium : 280 mg

52. Hüttenkäse mit Gurke und Kirschtomaten

Vorbereitung Dauer : 5 Minuten

Koch Zeit : 0 Minuten

Gesamt Dauer : 5 Minuten

Portionen : 2

Zutaten :

- 1 Tasse fettarmer Hüttenkäse
- 1 mittelgroße Gurke , gewürfelt
- 1/2 Tasse Kirsche Tomaten , halbiert
- 1 Esslöffel Olivenöl (optional , z zusätzliche Fülle)
- Salz und schwarzer Pfeffer, nach Geschmack

- Frische Kräuter (z. B. Petersilie , Basilikum oder Dill), gehackt (optional)

Zubereitungsanleitung:

i. Waschen Sie die Gurke und Kirschtomaten. Würfeln die Gurke hinein kleine Stücke und Die Kirschtomaten halbieren .

ii. In einer Schüssel vermischen die Hütte Käse , Gurkenwürfel und halbiert Kirsche Tomaten . Umrühren sanft zu mischen.

iii. Mit Olivenöl beträufeln Öl (optional) für zusätzlich Geschmack und mit Salz würzen und schwarzer Pfeffer zu Geschmack . Wenn gewünscht , garnieren Sie mit frisch Kräuter wie Petersilie , Basilikum oder Dill für zusätzlichen Frische .

iv. Sofort als erfrischenden Snack oder leichten Snack servieren . Mahlzeit .

Nährwertangaben (ungefähr pro Portion)

Kalorien : 160

Kohlenhydrate : 10 g

Ballaststoffe: 3g

Protein : 14 g

Fett : 8g

Gesättigtes Fett: 4g

Natrium: 350 mg

53. *Mandeln und Beeren*

Vorbereitung Dauer : 2 Minuten

Koch Zeit : 0 Minuten

Gesamtzeit : 2 Minuten

Portionen: 1

Zutaten :

- 1/4 Tasse Mandeln (ungesalzen)
- 1/2 Tasse gemischt Beeren (z . B. Erdbeeren, Blaubeeren , Himbeeren oder Brombeeren)

Zubereitungsanleitung:

i. Waschen die gemischten Beeren gründlich und Tupfen Sie sie mit einem Papiertuch trocken .

ii. In einem kleinen Schüssel oder Snackbehälter , kombinieren Sie die Mandeln mit frischen Beeren .

iii. Genießen Sie sofort als q uick und sättigender Snack .

Nährwertangaben (ungefähre Angaben pro Portion)

Kalorien: 200

Kohlenhydrate : 16 g

Ballaststoffe: 7 g

Eiweiß: 6g

Fett : 14g

Gesättigtes Fett : 1 g

Natrium: 0mg

54. Kürbiskerne und dunkle Schokolade

Zubereitungszeit : 2 Minuten

Koch Zeit : 0 Minuten

Gesamtzeit: 2 Minuten

Portionen: 1

Zutaten:

- 2 Esslöffel Kürbiskerne (ungesalzen , roh). oder geröstet)
- 2-3 Monate von dunkel Schokolade (70 % Kakao oder höher)

Zubereitungsanleitung:

i. Pause die dunkel Schokolade hinein klein Preise oder Gebühren . Wenn Sie Kürbiskerne sind roh , du kannst leicht Toast sie im Trockenen Pfanne für ein paar Minuten, um ihr Aroma hervorzubringen (optional).

ii. In einem kleinen Schüssel oder Snackbehälter, Mischung die Kürbiskerne mit die dunklen Schokoladenstücke .

iii. Genießen sofort als schnelles, nahrhaftes Snack oder zum Mitnehmen einpacken .

Nährwertangaben (ca pro Portion)

Kalorien : 180

Kohlenhydrate : 14 g

Ballaststoffe: 4 g

Eiweiß: 6g

Fett : 14g

Gesättigt Fett : 6g

Natrium: 0mg

55. Geschnittene Paprika mit Guacamole

Vorbereitung Dauer : 5 Minuten

Koch Zeit : 0 Minuten

Gesamt Dauer : 5 Minuten

Portionen : 2

Zutaten:

- 1 große Glocke Perper (jede Farbe : Rot , Gelb, Orange oder Grün)
- 1 reife Avocado

- 1 Esslöffel Limettensaft (frisch gepresst)

- 1/4 kleine rote Zwiebel , fein gehopst

- 1 kleine Knoblauchzehe , gehackt

- 1 kleine Tomate, gewürfelt

- Salz und schwarzer Pfeffer , je nach Geschmack

- Frisch cilantro (optional), gehackt

Zubereitungsanleitung:

i. Paprika waschen und in Scheiben schneiden es hinein dünn Streifen oder Runden , je nachdem je nach Ihren Wünschen .

ii. In einer Schüssel zerdrücken Sie Avocado mit einer Gabel glatt rühren , dabei ein paar Brocken wenn Limettensaft , rote Zwiebel , Knoblauch und Tomatenwürfel . Rühren zum Kombinieren. Mit Salz und schwarzem Pfeffer abschmecken . Wenn gewünscht , hinzufügen frischer Koriander für zusätzlichen Geschmack .

iii. Ordnen Sie den Glockenspieler an Scheiben auf einem Teller anrichten und servieren mit die Guacamole zum Eintauchen.

Nährwertangaben (ungefähr pro Portion)

Kalorien: 180

Kohlenhydrate : 18 g

Ballaststoffe : 8 g

Protein : 3 g

Fett: 14g

Gesättigtes Fett: 2g

Natrium : 250 mg

56. Zucchini -Chips

Vorbereitungszeit : 10 Minuten

Kochzeit: 25-30 Minuten

Gesamtzeit : 35-40 Minuten

Portionen : 2-3

Zutaten :

- 2 mittelgroße Zucchini
- 1 Esslöffel Olivenöl
- 1/2 Teelöffel Meer Salz (oder zu Geschmack)
- 1/4 Teelöffel schwarz rüper
- 1/2 Teelöffel Knoblauch Pulver (optional)
- 1/4 Teelöffel Aprika (optional)

Zubereitungsanleitung :

i.   Heizen Sie Ihren Backofen vor auf 107 °C (225 °F). Ein Backblech Blatt mit Paket reiben für einfache Reinigung .

ii.   Waschen und trimmen die Ende aus die Zucchini. In Scheiben schneiden dünn , etwa 1/8 Zoll dick , mit einem scharfen Messer oder Mandoline für gleichmäßige Scheiben.

iii. In einer Schüssel die Zucchinischeiben mit Olivenöl vermischen Öl , Meer Salz , schwarzer Pfeffer, Knoblauch Pulver und Paprika (falls vorhanden) verwenden). Stellen Sie sicher, dass alle Scheiben sind gleichmäßig beschichtet .

iv.   Legen Sie die Zucchinischeiben in einer einzigen Schicht auf das vorbereitete Backblech legen und darauf achten, Sie nicht überlappen .

v.   Backen in im vorgeheizten Backofen für 25-30 Minuten backen , dabei die Chips wenden auf halbem Weg durch , bis sie sind golden und Achtung . Passen Sie auf An sie um ein Anbrennen zu vermeiden , da Backen Zeiten kann variieren abhängig An die Dicke von die Scheiben .

vi.   Sobald die Die Pommes sind knusprig, nehmen Sie sie heraus sie von die Ofen und lassen sie Schule für ein paar Minuten vorher Servieren .

Nährwertangaben (ca pro Portion)

Kalorien: 70

Kohlenhydrate : 8 g

Ballaststoffe: 2 g

Protein : 2 g

Fett : 4g

Gesättigt Fett : 1g

Natrium : 250 mg

Tipps für bewusstes Essen und die Kontrolle von Heißhunger

Bewusstes Essen und der Umgang mit Heißhunger sind unerlässlich Fähigkeiten für eine effektive Diabetes-Behandlung Management , Gewicht Regulierung und insgesamt Wohlbefinden .

Achtsam Essen Strategien

- Essen Sie langsam und bewusst : Genießen Sie Aromen und Texturen und Aromen .

- Eliminieren Ablenkungen : Ausschalten Bildschirme , finden Sie eine q uiet Platz .

- Nutzen Sie alle Sinne: Beobachten Sie Farbe , Geruch , Textur und Geschmack .

- Hunger erkennen und Sättigungssignale : Stopp Essen wann zufrieden , nicht übersättigt .

- Übung Dankbarkeit : Schätzen Sie Essen und Nahrung und Selbstpflege.

Verwaltung Heißhunger

- Identifizieren Sie Auslöser : Stress , Emotionen oder bestimmte Situationen .
- Sorgen Sie für ausreichende Flüssigkeitszufuhr: Manchmal wird Durst als Hunger getarnt.
- Wählen Sie gesunde Alternativen : Frisch Obst , Karottensticks mit Hummus.
- Belohnung verzögern : Warten Sie 10-15 Minuten, um zu bewerten Verlangen Intensität .
- Suchen Unterstützung : Teilen Probleme mit Freunden, Familie oder einem registrierten Ernährungsberater .

Emotional Essen Strategien

- Erkennen Sie emotionale Auslöser: Stress , Langeweile Oder Traurigkeit.
- Finden Alternative Bewältigungsmechanismen : Meditation , Yoga, Gehen .
- Torhüter Gesund Snacks Praktisch : Nüsse , Samen oder getrocknete Früchte .
- Üben Sie Selbstmitgefühl: Behandeln Sie dich selbst mit Freundlichkeit , nicht Selbstkritik .

Ernährung und Essensplanung

- Balance Makronährstoffe : Ganz Getreide , mageres Eiweiß , gesund Fette .

- Integrieren Sie ballaststoffreiche Lebensmittel : Obst , Gemüse , Hülsenfrüchte .

- Planen Sie im Voraus: Erstellen Sie wöchentlich Mahlzeit Pläne , kaufen Sie clever ein.

- Koch Zu Hause: Kontrollieren Sie Zutaten , Portionen und Kochmethoden.

Techniken zur Achtsamkeit

- Bewusstes Atmen: Konzentrieren Sie sich auf Atem vor dem Essen .

- Körper Scannen : Beurteilen Sie Hunger, Sättigung und körperliche Empfindungen.

- Liebevolle Güte- Meditation : Kultivieren Sie Selbstmitgefühl .

- Geführte Bilder: Visualisieren gesunde Essgewohnheiten .

ANMERKUNGEN

Leben mit Diabetes nach 50 kann fühlen manchmal überwältigend , aber es muss kein Kampf sein . Mit die richtige Werkzeuge, Wissen und eine gesunde Ernährung , Verwaltung Diabetes kann einfach werden ein anderer Teil Ihrer täglich Routine – etwas das sich nahtlos in Ihr Leben . Das **Diabetiker Diät Nach 50** Kochbuch ist hier um das zu machen Übergang glatter und um Ihnen zu zeigen, dass Essen für Diabetes - Management nicht bedeutet, auf Geschmack zu verzichten oder Abwechslung.

Als wir älter werden , unsere Ernährungsbedürfnisse ändern , und Diabetes kann es noch wichtiger machen , konzentrieren wir uns darauf , was wir essen. Kochbuch Angebote praktisch , jeden Tag Rezepte , die helfen sollen , Blutzuckerspiegel und Hüter du Fühlen Sie sich am besten . Von Herzen Frühstücke , die Ihnen morgens Energie geben, bis hin zu sättigenden Abendessen und Snacks das Hüter du energetisiert den ganzen Tag über Mahlzeiten in diesem Buch sind nicht nur gesund – sie sind auch köstlich .

Essen gut nicht habe kompliziert zu sein . Die Rezepte hier Betonen Sie einfache, ganze Zutaten wie schlank Proteine , frisch Gemüse , gesund Fette und ballaststoffreich Lebensmittel — alle Schlüssel zu Stabilisierung des Blutzuckers und Unterstützung insgesamt Gesundheit .

Sie finden Gerichte , die einfach zu vorbereitet, aber dennoch geschmackvoll genug zu Genießen Tag nach Tag . Und während Wir haben uns auf diabetesfreundliche Optionen konzentriert . Tatsächlich sind diese Mahlzeiten großartig für jeden, der sich gesünder ernähren möchte , unabhängig von seinem Alter oder Gesundheitszustand. Status .

Das beste Teil ? Dieses Kochbuch ist nicht Es geht darum , einem strikten Einheitsprinzip zu folgen Diät . Es ist Über geben du die Flexibilität, um smart zu machen Auswahlmöglichkeiten das Arbeit für dein Leben. Einige An manchen Tagen haben Sie vielleicht Lust auf einen leichten Salat, und an Anderenfalls möchten Sie vielleicht einen herzhaften , wohltuenden Eintopf . Mit das Vielfalt , Sie kann bleiben Spur ohne sich eingeschränkt fühlen und trotzdem Freude am Essen haben das befriedigt Sie Heißhunger und unterstützt Ihre Gesundheitsziele .

Eine gesündere Ernährungsweise annehmen kann eine Herausforderung sein , muss es aber nicht schwierig sein . Kleine Änderungen können führen zu großen Verbesserungen in Ihr Gesundheit . Wenn Sie mit diesen Rezepten experimentieren und beginnen zu vereinigen Wenn Sie sie in Ihre Routine integrieren , werden Sie wahrscheinlich beginnen zu Hinweis Änderungen — nicht nur in Ihr Blut Zucker Ebenen , aber in wie Sie sich fühlen

Alles in allem . Mehr Energie, verbessert Verdauung und eine größere Wohlbefinden sind alles in Reichweite .

Egal , ob Sie neu zu Diabetes - Management oder wurden Leben mit es für Jahre , der **Diabetiker Diät Nach 50** Kochbuch ist hier um Sie zu unterstützen . Es ist ein praktischer Leitfaden für machen gesünder , mehr achtsam Auswahl — eine Mahlzeit auf einmal. Nehmen Sie es Schritt für Schritt , genießen Sie der Prozess, und denken Sie daran, dass jeden gesund Mahlzeit ist ein Schritt hin zu einem mehr lebendig , voller Energie.

Hier ist zu machen Essen für Sie arbeiten und jeden genießen beißen entlang die so!